Ventre, jambes, fesses
Intensif

Nina Winkler

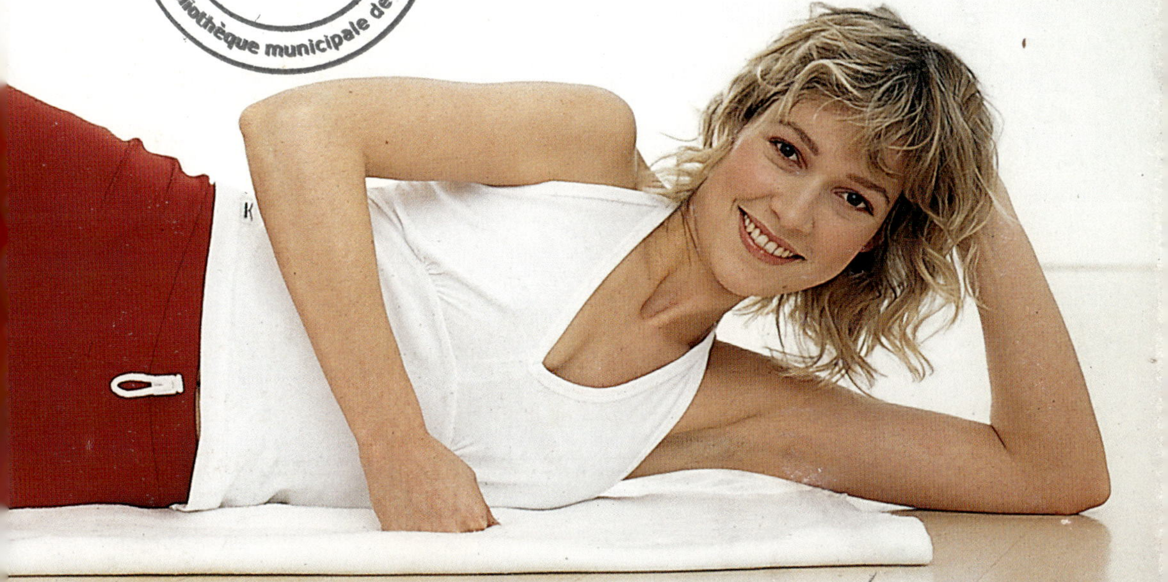

VIGOT

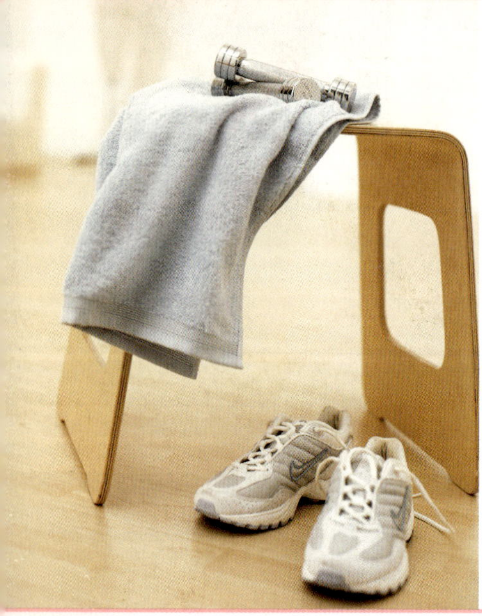

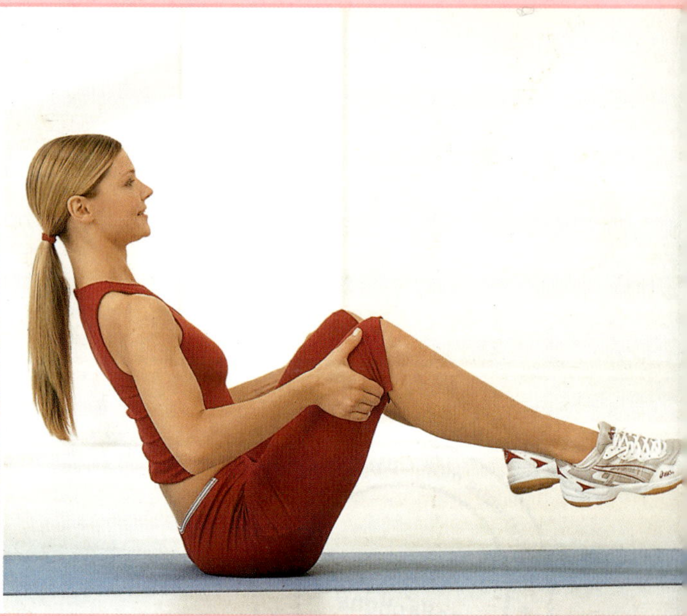

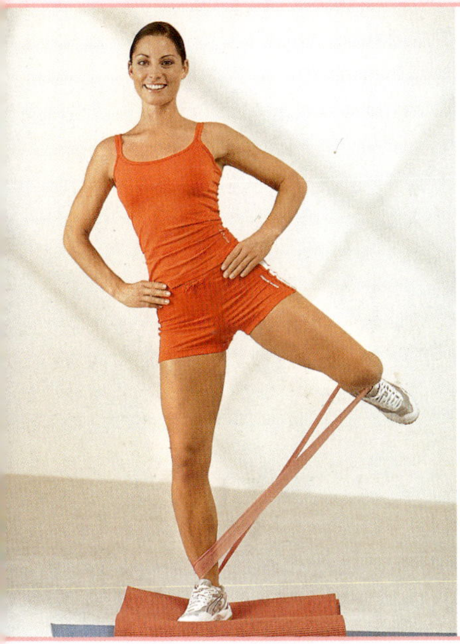

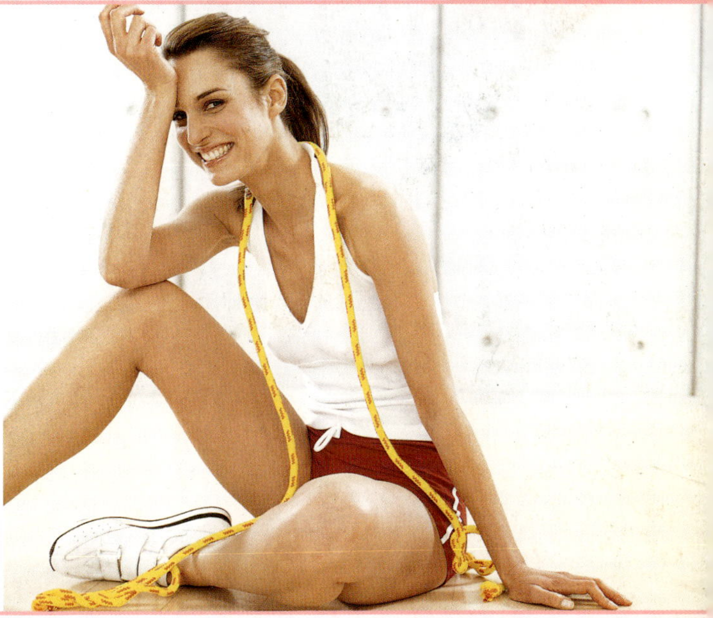

ANNEXES

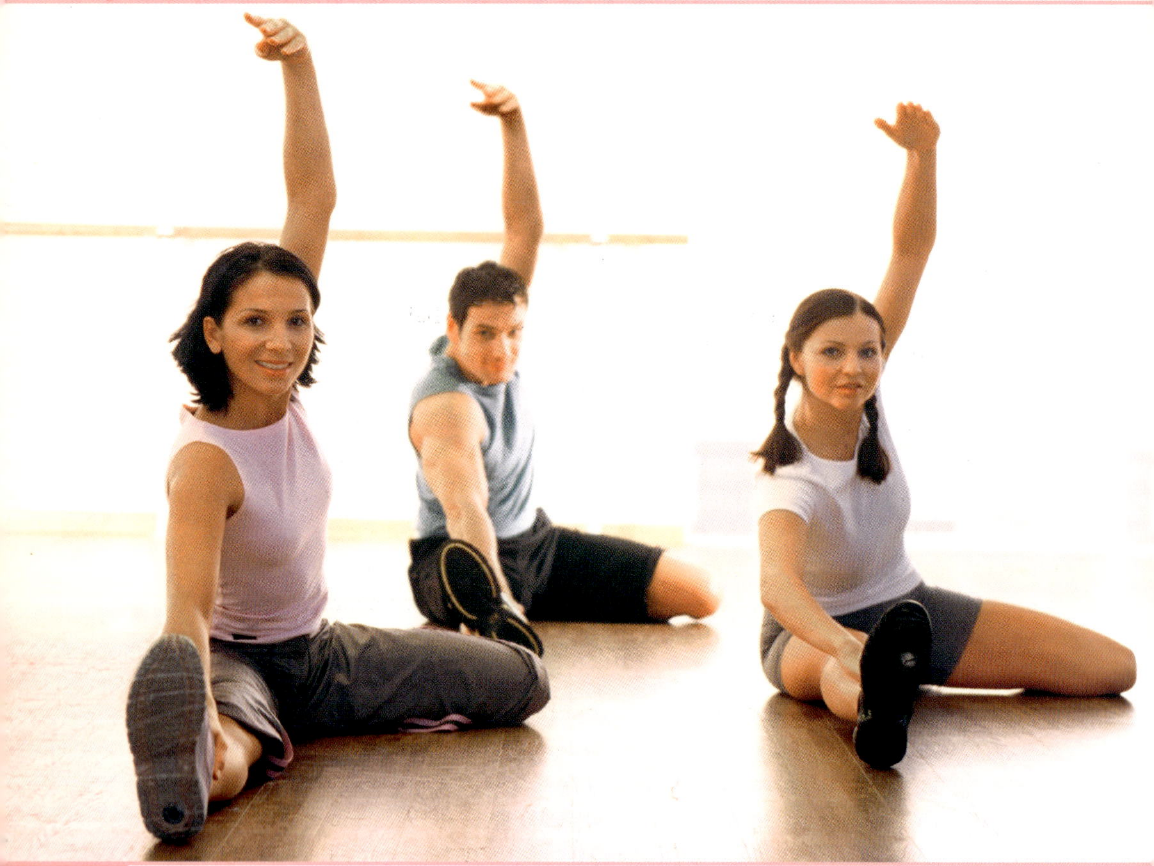

L'AUTEUR

Nina Winkler est auteur et experte de fitness à Munich. Elle a effectué plusieurs formations dans les domaines de l'aérobic, de l'entraînement ventre, jambes et fessiers, du tae bo et du yoga.

Depuis plusieurs années, elle est chargée des cours dans de nombreuses salles de fitness. En outre, elle écrit régulièrement des articles de fitness pour différents magazines.

Préface

C'est l'été, il fait 30 °C à l'ombre, un temps idéal pour la baignade – en outre, c'est le week-end. Je suis curieuse de voir si mon cours en salle de fitness aura lieu. Au programme : entraînement du ventre, des jambes et des fessiers. Pourtant, c'est la surprise : presque 30 participantes sont présentes ; la salle est pleine à craquer. Je suis très impressionnée par tant de discipline. En outre, ces personnes sont toutes d'excellente humeur ; elles bavardent, s'amusent et ont très envie d'une séance active et dynamique. Il est clair que ces femmes savent exactement ce qu'elles veulent et ce que l'effort leur apportera. Primo : de superbes jambes, de belles fesses et de l'élégance. Secundo : de la bonne humeur, du plaisir et de l'équilibre. Et tertio : un rayonnement sensationnel et une belle conscience de soi. Car le sport efface le manque de confiance en soi et c'est bien ce qui compte le plus

En adoptant une attitude positive, vous pouvez également atteindre votre objectif. Peu importe que vous souhaitiez perdre deux tailles de pantalon, raffermir votre ventre ou bien combattre la cellulite. Pour ce faire, vous ne devez pas abuser de vous-même. Bien au contraire ! Soyez généreuse envers vous-même et modifiez votre corps en faisant de celui-ci votre allié ! Il est plus facile de s'entraîner avec un ami qu'avec un ennemi. Et vous remarquerez dès la première séance la manière dont vos doutes s'estompent et le rayonnement personnel que vous y gagnez. J'ai mis au point ce programme soutenu pour faire travailler le ventre, les jambes et les fessiers afin de vous permettre de préserver longtemps cette sensation de bien-être. Que vous soyez débutante, confirmée ou plus expérimentée, vous trouverez ici les exercices qui sont adaptés à vos besoins. Vous verrez qu'avec l'entraînement, la petite voix qui dans votre tête vous donne mauvaise conscience, perd en importance… avant de disparaître complètement en même temps que vos rondeurs.

Nina Winkler

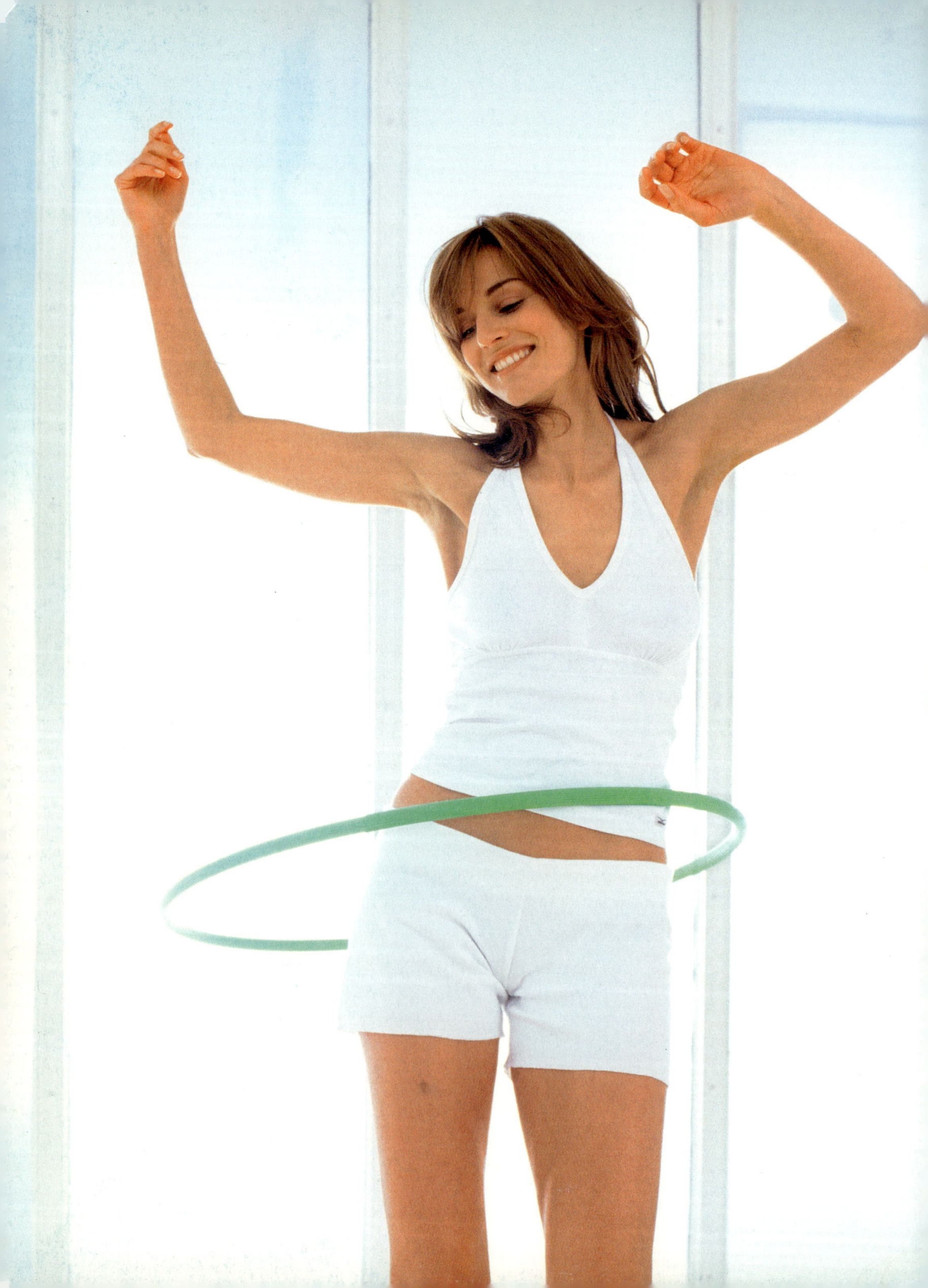

Les bases : apprenez à vous connaître

Vous souhaitez devenir mince, sexy et vous remuscler ?
En suivant un bon entraînement, vous parviendrez à vos fins.
Mais avant cela, il vous faut acquérir quelques connaissances spécifiques : apprenez à connaître la structure de votre corps, les zones que vous avez besoin de faire travailler et la manière dont vous pouvez accompagner votre entraînement en vous alimentant convenablement.

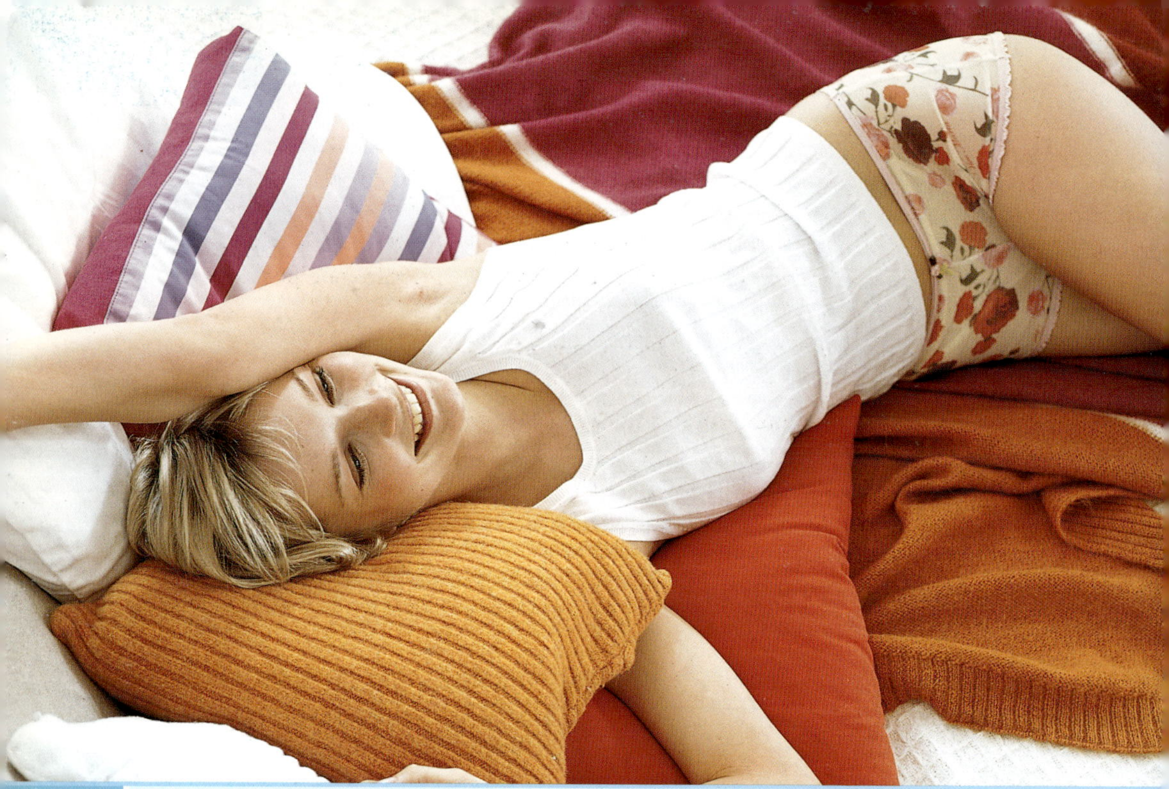

La remise en forme du ventre, des jambes et des fessiers

Il existe de nombreux programmes d'exercices destinés à remettre en forme le ventre, les jambes et les fessiers, mais ils ne sont pas tous efficaces. Il ne suffit pas de proposer un programme varié, mais ce dernier doit également être adapté au niveau de chacune. Cet ouvrage vous permet d'avoir les choses bien en main. Il vous permettra de prendre connaissance des bases de l'entraînement et d'augmenter progressivement son intensité pour obtenir de meilleurs résultats. En associant astucieusement les exercices de renforcement musculaire et d'endurance, vous parviendrez à affiner les zones plus rondes de votre corps.

Le cadre de l'entraînement vous accorde la plus grande liberté possible : ce programme peut être complété aussi bien par des cours en salle que par des sports d'extérieur.
Il n'est pas compliqué de modeler son corps quand on fait preuve de méthode. Mais n'ayez crainte, nous ne vous demandons pas de consacrer les deux tiers de vos journées au sport, même si un minimum d'engagement est indispensable. Il s'agit surtout de vous concocter un entraînement astucieux permettant de bien cadrer le temps que vous y consacrez. Il faut toutefois que vous soyez bien consciente d'une chose : le maître mot est ici la patience. La modification du corps exige du temps. Les rondeurs sur les hanches ne sont pas arrivées là en une nuit, et pour les faire disparaître, il vous faudra également du temps. Pourtant, si vous suivez rigoureusement l'entraînement, les résultats ne devraient pas se faire attendre.

Planifiez vos objectifs

La planification de l'entraînement est la clé du succès. Mais attention de ne pas fixer la barre trop haut ! Un objectif que l'on ne peut atteindre ne sert strictement à rien. Mûrissez bien votre projet et faites le point sur votre condition physique afin de faire le bon choix de l'entraînement. C'est en prenant en considération votre emploi du temps individuel et votre budget financier que vous déciderez le mieux du moment et de la forme de votre entraînement ainsi que du niveau qui vous est adapté.
Il importe aussi de formuler précisément votre objectif, par exemple : « Je veux perdre 4 cm de tour de taille d'ici telle date » ou bien « pour telle date, je veux perdre deux tailles de pantalon ». Évitez surtout les propos d'ordre général tels que « je veux perdre rapidement quelques kilos ». Ils manquent totalement de précision et ne caractérisent en rien la zone de votre corps que vous souhaitez voir affinée. Quelques kilos perdus ne signifient pas grand-chose, car au début d'un régime, le corps perd une grande quantité d'eau.
On est donc dans l'erreur lorsqu'on considère quelques kilos perdus comme un succès. En outre, la déception est assurée au bout du compte quand on constate que les kilos disparaissent lentement.

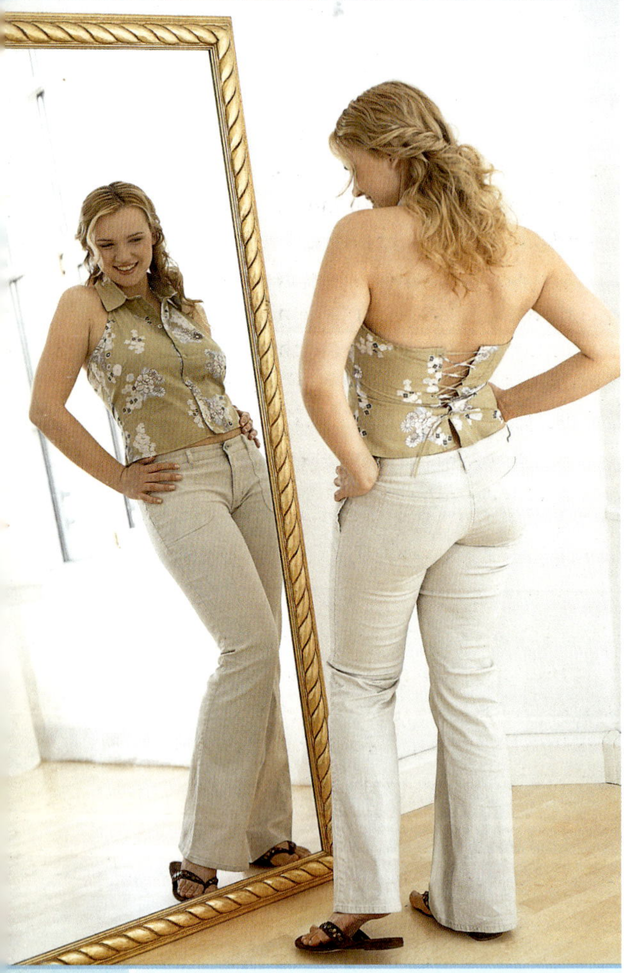

Un regard objectif dans le miroir vous indiquera immédiatement les endroits où se situent vos rondeurs.

Une silhouette de rêve

Pensez à vous regarder dans le miroir. Voyez précisément à quels endroits se trouvent les rondeurs que vous souhaitez perdre et demandez-vous en combien de temps vous souhaitez changer de silhouette. La taille du pantalon est un bon point de repère. Il est réaliste d'envisager de perdre une à deux tailles de pantalon en l'espace de quatre à six mois. Considérez également vos proportions : votre buste et la partie inférieure de votre corps sont-ils en harmonie ? Un entraînement équilibré vous apportera beaucoup. Voici un exemple pour illustrer ce propos : Martine B. porte du 44 pour la taille du pantalon et du 40 pour celle du haut. Elle fait du jogging une à deux fois par mois et suit un cours de ventre-jambes-fessiers trois fois par mois. Elle se nourrit relativement convenablement, mais grignote volontiers du chocolat. Si Martine B. souhaite maintenant « perdre trois kilos », s'affame et s'entraîne sans programme précis, ses rondeurs disparaîtront à peine. En outre, la disproportion de la taille de ses vêtements s'accentuera davantage. Il importe dans son cas de perdre de la graisse en adaptant son alimentation. Par ailleurs, elle a besoin d'un programme de sport équilibré accordant autant de place au travail de l'endurance qu'à la musculation de la partie supérieure du corps.

L'idéal dans son cas serait qu'elle opte pour le programme des pages 108 et 109 visant à harmoniser ses proportions.

Motivez-vous !

Avant de vous lancer dans l'entraînement, il vous faut impérativement savoir où vous en êtes, évaluer votre silhouette, situer vos rondeurs, leur ampleur et réfléchir à ce que vous devez faire pour les modifier. Il est bon et stimulant de définir un objectif clair. Évaluez ensuite la perspective de vos efforts en plusieurs étapes. Ce mode de fonctionnement vous permettra de persévérer et de ne pas perdre de vue votre objectif. Il est très motivant, dès que vous avez franchi une nouvelle étape de vous octroyer une récompense. Mais prenez garde de ne pas saboter tous les efforts fournis jusqu'alors. Évitez complètement la glace à la crème chantilly et préférez-lui plutôt une nouvelle tenue de sport, une visite chez le coiffeur ou un week-end beauté. Ce sont justement ces astuces-là qui vous assureront le succès.

Le changement a du bon

Il importe aussi d'adapter votre vie à votre nouvel objectif. Si vous commencez un programme d'entraînement sans modifier votre alimentation, le succès de votre démarche sera moins évident, et pourtant vous aurez travaillé dur. Facilitez-vous la vie au maximum, même si cela vous paraît difficile au début. Une modification de votre mode de vie sera plus motivante et bien plus rapidement efficace. Une fois que vous aurez commencé à suivre un cours visant à vous faire prendre conscience de votre silhouette, vous aurez du mal à manquer ce rendez-vous avec votre corps. Vous considérerez cette modification non plus comme une charge, mais comme un soulagement. Mais vous devez impérativement vous fixer des objectifs réalistes. Le test suivant peut vous aider à mieux vous évaluer.

QUELLE SPORTIVE ÊTES-VOUS ?

Ce test ne vise pas seulement à vous permettre d'identifier vos rondeurs, mais aussi à avoir une image globale de votre corps. Le corps est un ensemble complexe composé de différentes parties associées les unes aux autres. Un dos qui n'est pas suffisamment musclé, par exemple, se répercute sur la forme arrondie du ventre, alors que ce dernier n'est pas forcément trop gros. Un entraînement inadapté peut accentuer les disproportions au lieu de les estomper. Ce test est conçu pour vous aider à identifier votre condition et votre niveau d'entraînement.

1. Regardez-vous dans le miroir. Comment décrivez-vous la répartition des zones de graisse ?

a. Les rondeurs sont situées au niveau du ventre, des jambes et des fesses. (1 point)
b. Les rondeurs sont surtout localisées au niveau du ventre et des fesses. (2 points)
c. Les rondeurs sont essentiellement situées sur les jambes. (3 points)

2. La taille de vos vêtements pour le buste et la partie inférieure du corps sont…

a. … pratiquement identiques et votre taille de pantalon est de 42 maximum (pour une taille moyenne). (3 points)
b. … ne sont pas identiques. Le haut est plus petit que le bas, mais ne dépasse pas le 42. (2 points)
c. … dépassent le 42. (1 point)

3. Tenez-vous de profil devant le miroir. Quel propos caractérise le mieux votre attitude ?

a. La tête et les épaules avancent, la partie supérieure du dos est arrondie et j'ai une lordose. (1 point)
b. La tête et les épaules se relâchent doucement vers l'avant. (3 points)
c. J'ai une lordose évidente. (2 points)

4. Avez-vous de la cellulite ?

a. Elle est à peine visible, voire pas du tout. (3 points)
b. Elle est visible sur les cuisses et les fesses. (2 points)
c. On voit clairement la peau d'orange. (1 point)

5. Faites-vous quelquefois des régimes ?

a. Non, jamais. Je mange ce que j'aime et je veille à ne pas faire des repas trop caloriques. (3 points)

b. Je fais très attention à la quantité de calories que j'absorbe. Quand je me sens trop ronde, je fais un régime. (2 points)
c. Je fais un régime une fois par an. (1 point)

6. Vous alimentez-vous sainement ?

a. Je consomme surtout des fruits et des légumes et je veille à la quantité des calories que j'absorbe. (3 points)
b. Je veille à manger des fruits et légumes, mais je ne fais pas tellement attention à la quantité de calories que j'absorbe. (2 points)
c. Quand je mange, cela doit être rapide. Si mes repas comprennent fruits et légumes, c'est souvent sous forme conditionnée. (1 point)

7. Grignotez-vous volontiers des gourmandises et des sucreries ?

a. Oui, je grignote souvent et n'importe quoi. (1 point)
b. Je grignote rarement. (3 points)
c. Je grignote entre les repas, mais je veille à la quantité. (2 points)

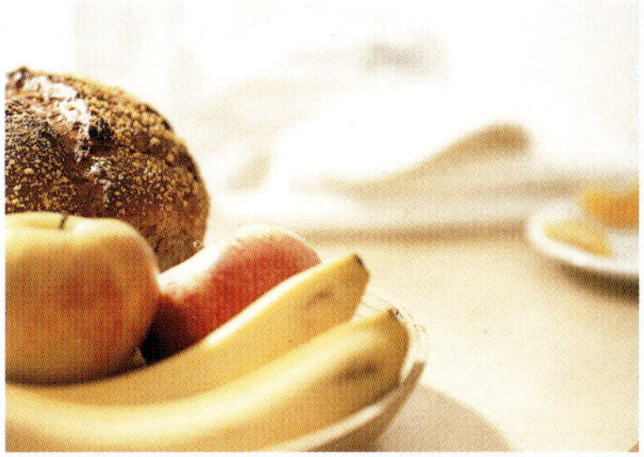

8. Comment et quand buvez-vous ?

a. Je bois chaque jour au moins deux litres d'eau. (3 points)
b. En réalité, je ne fais pas attention à ce que je bois. (1 point)
c. Je bois un à deux verres d'eau au moins pendant les repas. (2 points)

9. Quand vous avez soif, préférez-vous...

a. ... de l'eau, des jus de fruits non sucrés ou du thé non sucré. (3 points)
b. ... Je ne fais pas attention à ce que je bois. (1 point)
c. ... de la limonade, des colas ou des boissons sucrées. (1 point)

10. Comment vous déplacez-vous ?

a. Je prends souvent le vélo ou bien je marche. (3 points)
b. Je prends généralement les transports en commun ou la voiture. (1 point)
c. Je fais les petits trajets à pied. (2 points)

11. Faites-vous du sport ?

a. Oui, au moins une deux fois par semaine. (2 points)
b. Trois fois par semaine ou plus. (3 points)
c. Je ne fais pratiquement pas de sport. (1 point)

12. Vous faites du sport…

a. … pour faire travailler le ventre, les jambes et les fessiers. (2 points)
b. … pour le plaisir de m'activer. (3 points)
c. … pour perdre du poids. (1 point)

13. Quelle place a l'endurance dans votre programme d'entraînement ?

a. Je préfère les exercices musculaires. (1 point)
b. Je fais occasionnellement une activité d'endurance. (2 points)
c. L'endurance a une place importante dans mon entraînement. (3 points)

14. Faites-vous travailler le ventre, les jambes et les fessiers depuis longtemps ?

a. Non, je commence tout juste. (1 point)
b. Oui, depuis au moins trois mois. (2 points)
c. Oui, très régulièrement depuis plus d'un an. (3 points)

15. Essayez d'effectuer l'exercice de la bascule (page 54). Parvenez-vous à réaliser le mouvement correspondant au niveau 3 ?

a. Oui, sans problème. (3 points)
b. Non, pas du tout. (1 point)
c. Je peux adopter la posture, mais je ne parviens pas à la maintenir. (2 points)

16. Essayez d'effectuer l'exercice du crunch de la cuisse (page 76) au niveau 2. Y parvenez-vous ?

a. J'arrive à faire le nombre de répétitions indiquées mais guère plus. (2 points)
b. J'y parviens sans problème et pourrais même en faire en faire davantage. (3 points)
c. Non, pas du tout. Je préfère m'entraîner de manière moins soutenue. (1 point)

17. Essayez d'effectuer l'exercice du lever de bassin (page 90) au niveau 1. Comment évaluez-vous votre performance ?

a. Très positivement ; je fais l'exercice facilement. (3 points)
b. Les muscles des fessiers réagissent bien, mais l'exercice est tout de même difficile pour moi. (2 points)
c. Je n'y parviens pratiquement pas et j'ai l'impression que ma posture n'est pas la bonne. (1 point)

Évaluation

De 1 à 25 points : niveau 1

Vous n'aviez probablement pas l'habitude jusqu'à présent de faire travailler la zone ventre-jambes-fessiers. Pour accoutumer votre corps à une pratique régulière, il est préférable pour vous de commencer par l'entraînement musculaire (à partir de la page 48) de niveau 1. Veillez à effectuer correctement les mouvements ! C'est ainsi que les exercices seront efficaces. La pratique de l'endurance (à partir de la page 24) vous aidera en outre à stimuler le métabolisme des graisses et à brûler celles qui sont superflues. Il importe également de prendre conscience de vos habitudes alimentaires (page 21) et le cas échéant de les modifier.

De 26 à 42 points : niveau 2

Le sport est une composante de votre vie. Pour que votre entraînement ventre-jambes-fessiers soit plus efficace encore, essayez de faire les exercices musculaires (à partir de la page 48) de niveau 2. Ils conforteront votre progression et vous permettront d'atténuer les rondeurs persistantes. Accompagnez votre entraînement d'un programme de combustion des graisses (à partir de la page 27), afin d'éliminer durablement ces dernières. Prenez aussi conscience de vos habitudes alimentaires (page 21) que vous pouvez modifier partiellement afin d'accélérer la combustion des graisses. Veillez à la progression de votre entraînement pour accéder en temps et en heure au niveau 3 !

43 points et plus : niveau 3

Vous êtes manifestement une sportive expérimentée et vous aspirez à faire disparaître vos dernières rondeurs. Si c'est votre cas, effectuez les exercices musculaires (à partir de la page 48) de niveau 3 pour rompre la routine de votre entraînement et offrir à votre corps de nouveaux enjeux. Un entraînement soutenu par intervalles (à partir de la page 29) contribuera à estomper rapidement les dernières rondeurs, à condition que vous ayez fait le nécessaire concernant votre alimentation (page 21). Vous pouvez encore améliorer votre niveau d'entraînement en effectuant les exercices de niveau 3 !

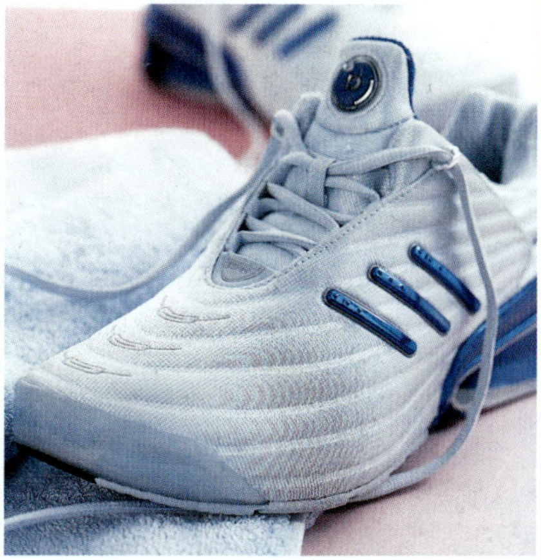

Comment êtes-vous bâtie ?

Après avoir déterminé votre condition physique actuelle à l'aide du test, jetez encore un œil objectif dans le miroir. Observez votre silhouette et comparez-la aux différents types physiques décrits pages 18 et 19. Quelle forme de répartition des graisses correspond le mieux à votre silhouette ? Lorsque vous aurez trouvé votre type physique, les descriptions de celui-ci vous permettront peut-être de prendre conscience de certaines des caractéristiques qui vous sont propres et qui vous aideront à faire le choix de l'entraînement adapté. Il est certain que toutes les femmes ne correspondent pas toujours strictement aux modèles proposés. Si c'est votre cas, relevez vos particularités et déterminez vous-même votre type physique. Pour le bon choix de votre entraînement, il importe de savoir exactement où se situent vos rondeurs.

L'indice de masse corporelle et l'analyse des graisses

Votre indice de masse corporelle (IMC) vous apporte aussi des informations sur la répartition des graisses. Vous pouvez le calculer facilement en vous référant à la formule indiquée ci-dessous.

Si le chiffre que vous obtenez est inférieur à 18, vous êtes largement en dessous de votre poids et vous devez impérativement consulter un médecin. Un résultat situé entre 18 et 19 correspond à un poids légèrement inférieur à la normale, et entre 19 et 21 à un poids idéal.

INFO

Le calcul de votre indice de masse corporelle (IMC)

$$\textbf{IMC} = \frac{\textbf{Poids du corps en kg}}{\textbf{(Taille du corps en m)}^2}$$

Exemple

Pour une femme mesurant 1,75 m et pesant 70 kg, l'IMC est le suivant :

70 : (1,75 × 1,75) = 22, 86

Pourtant, les femmes ayant un poids idéal, voire inférieur à la normale, peuvent aussi avoir des problèmes de rondeurs qui sont nettement visibles en raison de la petite proportion de graisses. L'entraînement ventre-jambes-fessiers est dans ce cas-là particulièrement efficace ! Un indice de masse corporelle entre 22 et 25 indique que vous avez un poids normal qui n'est pas préoccupant au niveau médical. Vos rondeurs sont facilement identifiables. Mais si votre indice de masse corporelle est supérieur à 25, il signifie que vous souffrez de surcharge pondérale, et quand il est supérieur à 30, que votre surpoids est vraiment important. Dans ce cas, il s'impose vraiment de réagir pour diminuer la proportion de graisses en suivant un entraînement régulier de l'endurance (à partir de la page 24), un entraînement musculaire adapté (à partir de la page 32) et en adoptant une alimentation équilibrée (page 21). La réduction des graisses vous aide non seulement à affiner les parties les plus rondes de votre corps, mais elle contribue également à ménager vos articulations. Au bout du compte, les muscles que l'on fait travailler deviennent plus apparents, et la silhouette plus sportive et harmonieuse.

Un pèse-personne spécial (impédancemètre) permet de calculer le rapport graisses-muscle du corps. Un courant à basse tension traverse le corps et mesure la résistance des cellules. En raison de sa teneur en eau, le tissu musculaire dirige le courant d'une autre manière que les tissus adipeux, ce qui permet de calculer la proportion des graisses. Chez une femme entre 30 et 45 ans, une proportion de graisses entre 22 et 25 % est idéale ; ce taux peut augmenter avec l'âge.

› Les kilos sur la balance ne disent rien de la proportion des graisses.

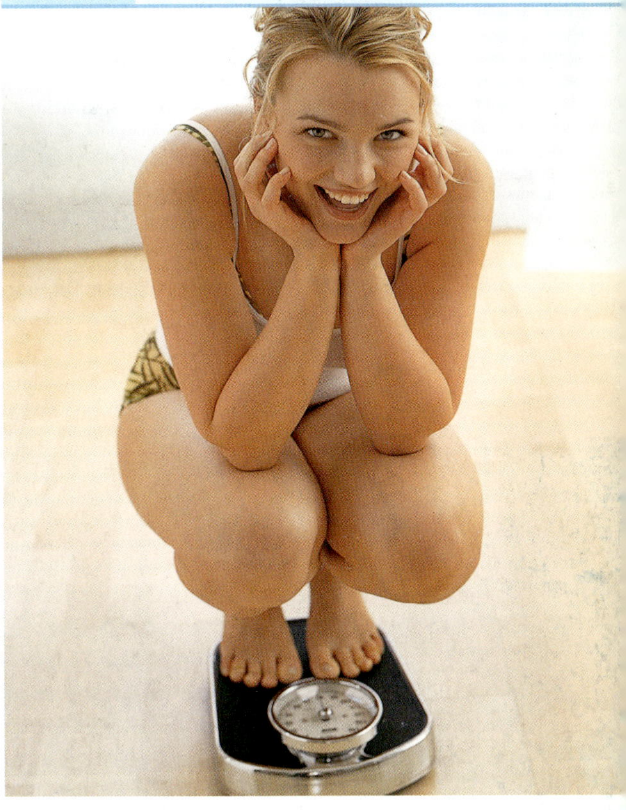

LA CONSTITUTION PHYSIQUE UNE QUESTION DE PRÉDISPOSITION

La prédisposition à la surcharge pondérale est programmée génétiquement. Mais la connaissance des prédispositions dont la nature nous a dotés permet d'évaluer avec réalisme les possibilités d'entraînement personnel. Il est par ailleurs peu probable que vous correspondiez exactement à l'un des trois types physiques décrits ci-après. Nous sommes généralement un mélange de deux types physiques différents dont l'un est dominant.

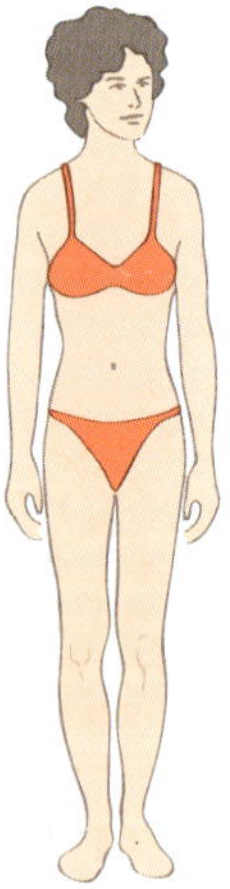

Le type mince ectomorphe

Les femmes de type ectomorphe sont souvent relativement minces. Les os sont généralement visibles au niveau de la clavicule et des articulations. Les doigts sont fins. Les femmes ectomorphes ont généralement peu de formes, surtout au niveau des fessiers et de la taille. Elles ont souvent une culotte de cheval en dépit de la finesse de leur silhouette. Leur proportion de graisses est souvent faible car le métabolisme des graisses fonctionne bien dans leur cas. Elles augmentent peu leur masse musculaire et ont tendance à adopter de mauvaises postures. Il importe donc de raffermir les zones plus rondes, de renforcer les muscles du tronc et de corriger les mauvaises postures pour équilibrer les proportions.

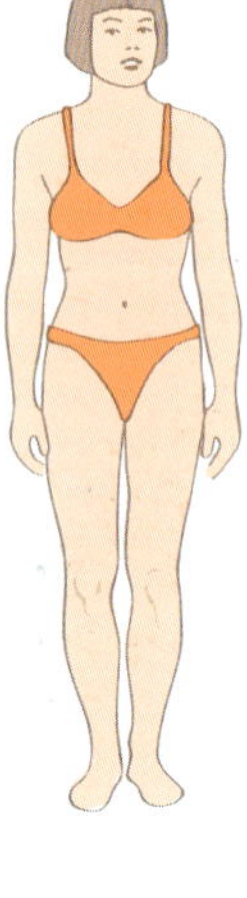

Le type athlétique mésomorphe

Les caractéristiques de la mésomorphe athlétique sont une stature plutôt vigoureuse, une musculature marquée et un métabolisme actif. Les arrondis visibles peuvent l'être davantage si l'entraînement est soutenu. Les femmes athlétiques ont donc besoin d'un entraînement varié comprenant une grande part d'endurance en fonction du niveau de chacune, un renforcement musculaire et beaucoup de stretching. Grâce à leurs épaules plutôt larges, ces femmes ont l'avantage d'avoir un corps presque toujours bien proportionné, même quand quelques kilos supplémentaires viennent se loger sur le ventre et les hanches. La proportion des graisses est généralement dans la norme chez les athlétiques qui ont un grand besoin de sport et de mouvement.

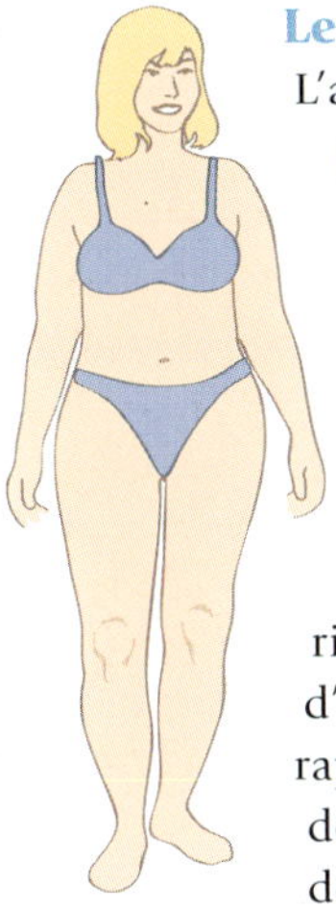

Le type rond endomorphe

L'aspect du type physique endomorphe est plutôt rond, mou, et la proportion des graisses est fréquemment largement supérieure à la normale. Les zones à rondeurs sont souvent clairement identifiables sur le ventre, les jambes et les fesses, généralement marquées par la cellulite. Ces femmes dont le métabolisme n'est pas aussi actif que celui des deux autres types physiques nécessitent impérativement un programme d'endurance régulier pour stimuler ce dernier (à partir de la page 24). En outre, elles doivent faire travailler de manière ciblée les zones à rondeurs et modeler la partie supérieure du corps. Si l'entraînement est accompagné parallèlement d'une alimentation équilibrée, les premiers résultats peuvent être rapides, une fois que le métabolisme est activé. Ceci dit, ces femmes doivent s'entraîner régulièrement si elles veulent préserver la finesse de leur silhouette.

L'équipement

Peu importe que vous suiviez un entraînement soutenu ou non, de même que le type de sport et le niveau de difficultés, un bon équipement est la condition *sine qua non* à tout entraînement efficace.

Les chaussures de sport

Avant d'entreprendre votre activité d'endurance (à partir de la page 24), déterminez d'abord si vous souhaitez vous entraîner à l'intérieur ou en extérieur. Vos vieux sneakers sont parfaitement inadaptés au jogging dans le parc car ils sollicitent vos articulations avec un poids qui fait deux à trois fois le leur. Ne cherchez pas à faire à tout prix des économies dans ce domaine et offrez-vous de bonnes chaussures de course. Il en va de même pour les chaussures de salle ou d'aérobic : une tige haute empêche de vous tordre la cheville et l'amortissement à l'avant de la chaussure protège les articulations et la colonne vertébrale. Le mieux est de vous faire conseiller par un spécialiste dans un magasin de sport.

Les vêtements de sport

Que vous souhaitiez porter un T-shirt en coton ou une tenue à la mode n'est qu'une pure question de goût. Toutefois, des vêtements adaptés sont un grand facteur de motivation et présentent des avantages considérables car ils sont conçus pour évacuer la transpiration et vous vous sentez donc toujours à l'aise. Le soutien-gorge est tout aussi important. La peau des seins est sensible et peut subir des microdéchirures principalement dans la pratique des sports d'endurance. Celles-ci sont douloureuses et peuvent laisser des traces. Veillez donc à bien protéger vos seins avec un bon soutien-gorge. Sachez que les petits seins sont tout autant exposés que les autres.

Le cardiofréquencemètre

Le cardiofréquencemètre est apte à vous indiquer si vous vous entraînez convenablement. Une montre au poignet et une ceinture sur le buste vous permettent de surveiller votre zone d'entraînement. Les modèles plus perfectionnés vous indiquent même votre consommation de calories et la durée de l'entraînement – informations qui ne sont pas indispensables, mais qui sont motivantes. Pour l'essentiel, le cardiofréquencemètre calcule votre fréquence cardiaque et vous dit très exactement si vos efforts sont trop intenses ou au contraire insuffisants en tenant compte de vos propres limites. Vous pouvez aussi calculer votre pouls en posant l'index sur la carotide, mais cette méthode vous oblige à interrompre l'entraînement, ce qui modifie le pouls. En revanche, le cardiofréquencemètre vous communique un résultat très précis sur le moment même. Pour l'achat de cet accessoire, il faut compter un minimum de 30 euros.

› Le cardiofréquencemètre vous permet de savoir si vous vous entraînez dans la zone d'effort qui vous est adaptée.

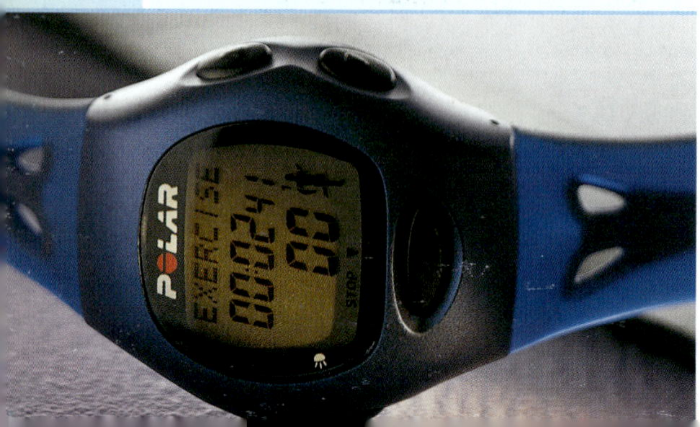

Une alimentation saine

Le proverbe « On est ce que l'on mange » a sa raison d'être. Le succès de l'entraînement ventre-jambes-fessiers dépend beaucoup de vos habitudes alimentaires. Mangez sainement et consommez des produits complets ! Ceci signifie qu'il vous faut préférer les aliments complets aux aliments à base de farine blanche. N'oubliez pas les fruits frais et les légumes que vous devez consommer plusieurs fois par jour. Essayez de réduire le sucre et les aliments comportant des sucres simples. Procédez de la même façon pour les graisses. Préférez les graisses polyinsaturées telles que l'huile d'olive aux graisses animales, et méfiez-vous des graisses dissimulées, notamment dans la charcuterie, le fromage et les produits de pâtisserie. Un croissant contient 20 grammes de graisse !
Le moment des repas est important. Prenez le petit-déjeuner entre 7 et 10 heures, le déjeuner entre 12 et 14 heures et le repas du soir si possible avant 19 heures. Au-delà, il n'est pas propice de faire un dîner copieux. Mangez régulièrement trois fois par jour. Si vous avez faim entre les repas, grignotez le matin et l'après-midi un encas à base de fruits ou de légumes crus. Évitez au maximum de sauter un repas, ce qui risque de perturber votre taux de glycémie et vous incite à manger davantage lors du repas suivant.

L'eau – élixir de vie

Veillez de manière générale, et surtout quand vous faites du sport, à boire suffisamment. Le fait de boire compense d'une part la perte d'eau due à la transpiration et contribue d'autre part à l'élimination des déchets et des substances toxiques qui passent des tissus vers le flux sanguin. L'eau minérale non gazeuse ou les jus de fruits mélangés à de l'eau minérale gazeuse (avec moins d'un tiers de jus de fruits) sont les boissons les plus adaptées à la pratique du sport. Le corps a besoin de deux à trois litres d'eau, répartis de préférence sur la journée. Vous pouvez constater à la couleur de votre urine si vous buvez suffisamment : celle-ci doit être très claire.

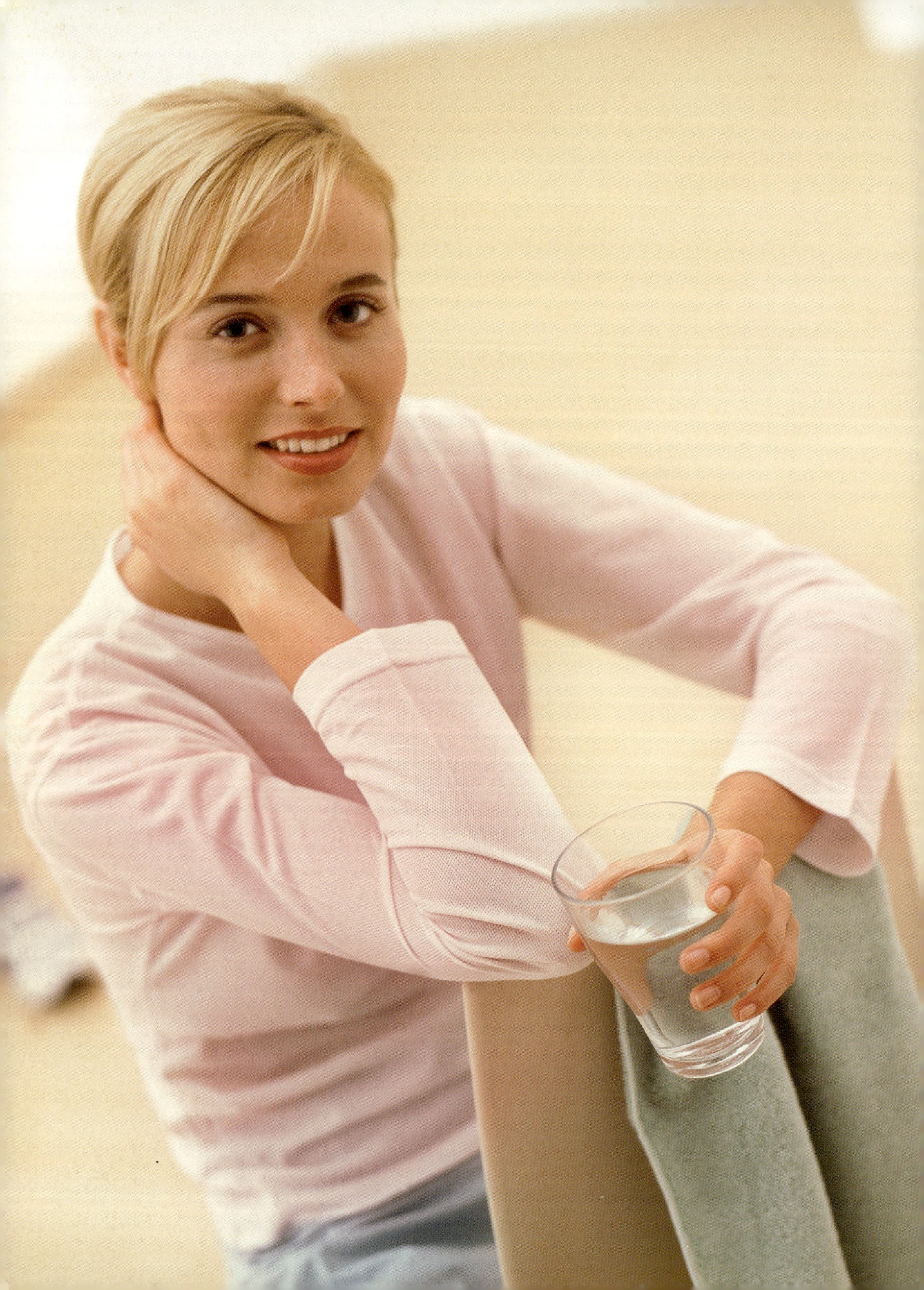

Les deux piliers de votre forme physique

L'affinement du ventre, des jambes et des fessiers repose sur deux types d'entraînement qu'il vous faut combiner : un bon programme d'endurance et un autre de musculation astucieusement conçu. Devenez votre propre entraîneur grâce au système modulaire. Le chapitre suivant vise à vous donner toutes les informations nécessaires.

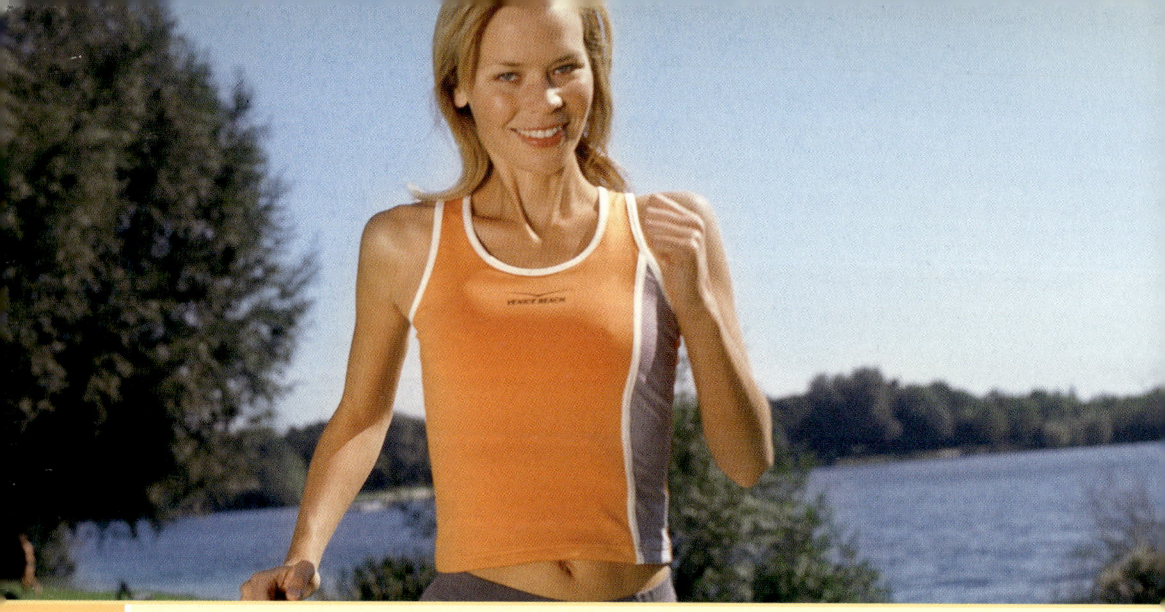

La pratique de l'endurance

Pour pouvoir affiner le ventre, les jambes et les fessiers, il faut d'abord perdre la graisse située dans ces zones-là. Ceci nécessite un entraînement régulier, pas forcément aussi pénible que vous pourriez le supposer si vous le planifiez convenablement.

À l'instar du programme d'exercices, l'entraînement de l'endurance est divisé en trois niveaux. Le premier correspond à un entraînement de base permettant la mise en route du métabolisme des graisses, lors duquel le corps apprend plus rapidement à pomper son énergie dans les rondeurs. Le second niveau permet d'augmenter la consommation de calories, tandis que le troisième produit de rapides « tueurs » de calories qui offrent la possibilité de compenser les petits excès alimentaires. Ces trois niveaux se suivent.

Il importe donc de choisir un niveau d'entraînement approprié et il est conseillé aux femmes dont l'indice de masse corporelle est supérieur à 25 de commencer par le niveau 1. Si votre IMC est inférieur, vous pouvez choisir le niveau qui convient le mieux à votre condition physique. Si vous êtes déjà quelque peu entraînée, que vous pratiquez le jogging depuis plus de trois mois et que vous pouvez courir une heure, vous pouvez démarrer au niveau 2.

Les femmes qui courent plusieurs fois par semaine pendant une heure ou plus en adoptant des foulées plus rapides peuvent commencer au niveau 3. Si vous hésitez entre deux niveaux, optez pour le plus bas. C'est une bonne manière de vous assurer que vous avez les bases et que vous ne vous surmenez pas. La règle générale à respecter est la suivante : lancez-vous dans la pratique du programme d'endurance lorsque vous êtes en parfaite santé, et contrôlez votre condition physique avec un médecin.

L'échauffement et l'étirement

Lorsque vous commencez l'entraînement de l'endurance, démarrez très doucement et augmentez progressivement l'effort. Consacrez les cinq ou dix premières minutes à l'échauffement qui élèvera la pulsation du pouls en conséquence (à partir de la page 44). D'après les connaissances scientifiques récentes, il n'est pas absolument nécessaire d'étirer les muscles avant l'entraînement, mais si vous le souhaitez, faites-le. L'étirement après l'entraînement est également contesté. D'après l'état actuel de nos connaissances, nous ne sommes plus certains que le stretching favorise la régénération musculaire. Toutefois, pour développer les aptitudes musculaires et l'ampleur du mouvement il importe que le muscle sous tension retrouve un état de détente, car les fibres musculaires se superposent, et que le mouvement des articulations soit pleinement stimulé. Il faut également faire travailler les tendons et les ligaments. Or le stretching est la méthode la plus adaptée parce qu'il étire le muscle qui vient de travailler et remet les fibres en place. En outre, il active les tendons et les ligaments en libérant l'articulation. La silhouette bénéficie pleinement de cette méthode qui permet de l'affiner. Les exercices de stretching sont indiqués à la fin des programmes de musculation aux pages 66-67, 86-87 et 104-105.

Le mythe du pouls brûleur de graisse

La recommandation générale qui reste très répandue consiste à s'entraîner « longtemps et lentement » quand il s'agit de perdre du poids. Les entraînements longs pendant lesquels la fréquence cardiaque reste basse et constante sont censés faire fondre les rondeurs. Pourtant ceci ne suffit pas. Un entraînement musculaire non élaboré est tout aussi inefficace. Pour perdre les rondeurs, il faut mettre au point un programme qui combine les deux aspects. Si vous courez lentement dans la forêt, vous stimulez le métabolisme des graisses, mais la quantité absolue d'énergie dépensée est relativement réduite.

Pourtant, le cardiotraining lent est très important (cf. ci-après), car c'est justement celui-ci qui préside au bon fonctionnement de la combustion des graisses au quotidien et au fait que le corps se serve plus rapidement dans les rondeurs au lieu de réclamer des glucides.

Trois substances permettent au corps de gagner en énergie : les glucides, la graisse et les protéines. Les protéines sont également des composants de l'ensemble des cellules organiques. Le corps ne se sert donc dans cette source d'énergie qu'en situation extrême, par exemple lors d'un marathon. Sinon, il préfère se servir dans les glucides, dont il peut disposer relativement rapidement, car ils apportent de l'énergie aux muscles de la manière la plus simple. Mais les réserves de glucides déclinent rapidement. Le corps se sert alors dans les graisses. Celles-ci constituent une réserve quasiment inépuisable dans laquelle l'organisme pioche dès que l'effort se prolonge. Plus on est entraîné, plus l'organisme se tourne tôt vers les graisses. C'est ce qui explique qu'une personne entraînée peut tenir plus longtemps lors d'un exercice d'endurance.

Chez celles qui ne sont pas entraînées, l'organisme n'a pas le réflexe de se servir dans les graisses, et l'entraînement de niveau 1 devient alors efficace. Le niveau 2 permet de stimuler véritablement la combustion des calories. Dans ce cas, la proportion des graisses par rapport à celle des glucides est moins importante, mais la quantité absolue de calories brûlées est toutefois plus importante que lors de l'entraînement lent. Le niveau 3 avec des intervalles courts est, quant à lui, déterminant dans la combustion des graisses. Ces efforts intenses et courts sont de véritables petits « tueurs » de calories. En outre, ils activent le métabolisme, même après l'entraînement et continuent de brûler des calories en quantité.

INFO

Cardiotraining

L'entraînement de l'endurance est aussi appelé cardiotraining car il améliore l'activité cardiaque (du grec *kardia* = cœur). Lors d'un entraînement régulier, le cœur grossit ; il n'a plus besoin de battre aussi vite et peut pomper de plus grandes quantités de sang dans le corps. L'activité cardiaque devient plus économique, le flux sanguin est amélioré et les poumons sont mieux oxygénés.

La fréquence cardiaque

Pour connaître la fréquence cardiaque avec laquelle vous devez vous entraîner, référez-vous au tableau ci-dessous.

Cherchez d'abord dans le diagramme l'âge qui est le vôtre, puis choisissez un niveau d'entraînement (ils sont caractérisés par des couleurs différentes). Tracez une ligne verticale qui relie votre âge au niveau choisi, puis une ligne horizontale depuis la limite supérieure de la couleur indiquée pour le niveau vers la gauche – vous aurez ainsi votre fréquence cardiaque supérieure. Tracez ensuite une ligne horizontale depuis la limite inférieure de la couleur indiquée pour le niveau vers la gauche – et vous trouverez votre fréquence cardiaque inférieure. La zone indiquée entre ces deux limites est celle de votre fréquence cardiaque. Assurez-vous pendant l'entraînement à l'aide de votre cardiofréquencemètre que vous restez bien dans cette zone.

L'activation de la combustion des graisses

Activez le métabolisme des graisses de votre organisme au niveau 1 de l'entraînement de l'endurance. Jusqu'à présent vous vous êtes essentiellement servie de votre réserve de glucides. Maintenant, vous allez bientôt pouvoir piocher dans votre réserve quasiment inépuisable de dépôts adipeux. Mais avant cela, voici quelques notions théoriques. Un kilogramme contient

> En fonction de votre âge, calculez la zone de fréquence cardiaque correspondant à chaque niveau

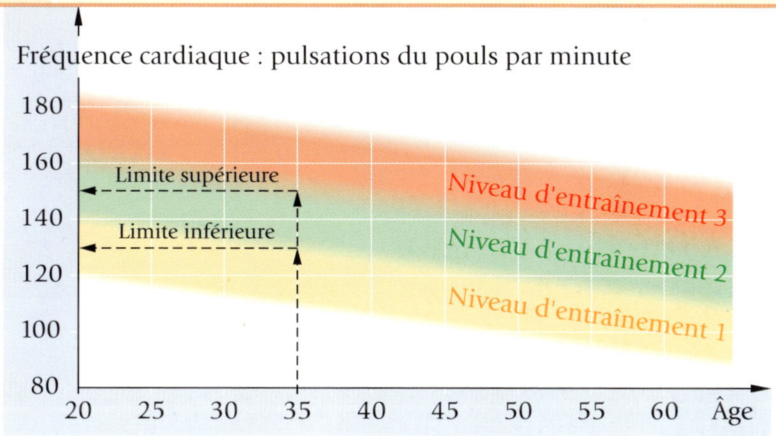

9 000 calories. Pour brûler un kilo de tissus adipeux, il vous faut brûler activement 7 000 calories. Le reste disparaît grâce aux processus de transformation. Tout ceci correspond en théorie à 10 ou 15 minutes de jogging.

Dans la pratique, c'est un peu plus compliqué, car il vous faut d'abord convaincre votre organisme qu'il n'a pas besoin de consommer davantage les dépôts adipeux situés sur le ventre, les jambes et les fessiers pour pouvoir affronter la prochaine disette. Pour ce faire, il vous faut choisir un type de sport vous permettant de vous entraîner longtemps, lentement et de manière constante. C'est notamment le cas de la course, du vélo et de la natation. Faites du sport régulièrement, entre quatre et six fois par semaine si possible, au niveau 1, à votre propre fréquence cardiaque. La durée de l'entraînement doit être de 30 minutes au début et de 45 à 60 minutes au bout de six à huit semaines. Si votre indice de masse corporelle est égal ou supérieur à 25, vous constaterez une perte de poids notable en l'espace de peu de temps. Le corps ne se libère pas seulement de la masse d'eau

INFO

Le sport qui convient

Ce tableau est conçu pour vous indiquer le niveau auquel il convient de le pratiquer et le nombre de calories qu'une femme pesant 70 kg peut brûler en 30 minutes.

Sport	Adapté aux niveaux	Consommation de calories en 30 minutes
Aérobic	1–3	220
Golf	1	100
Jogging, 1 km en 7 min.	1–2	285
Jogging, 1 km en 5 min.	2–3	430
Escalade	2–3	200
Marche nordique	1–3	330
Cyclisme, env. 10-15 km/h	1–2	210
Cyclisme, env. 20-25 km/h	2–3	350
Équitation, galop	2–3	285

Sport	Adapté aux niveaux	Consommation de calories en 30 minutes
Aviron	1–3	300
Natation	1–3	330
Skate	1–3	245
Spinning	1–3	280
Squash	2–3	445
Step-aerobic	1–3	250
Tae Bo	2–3	350
Tennis	2–3	230
Marche	1–2	295

accumulée dans les tissus, mais il est également éduqué pour se servir plus rapidement dans les réserves de graisse.

Si vous optez pour une alimentation pauvre en graisses, que vous dormez et buvez suffisamment et que vous adoptez un mode de vie sain, vous activerez idéalement la perte de poids.

Poursuivez ce programme jusqu'à ce que votre IMC chute en dessous de 25. Si votre IMC est déjà inférieur à cette limite, alors pratiquez un entraînement pendant trois mois selon ce principe avant de passer au niveau 2. Vous pourrez ainsi franchir un nouveau cap en matière de perte de poids.

Allumer les fourneaux à calories

Votre corps sait maintenant qu'il peut piocher dans les réserves de graisses, même lors de courtes séances d'entraînement. C'est bien ainsi, car lorsque le métabolisme des graisses fonctionne impeccablement, vous pouvez tranquillement brûler plus de calories. L'entraînement musculaire est d'un bon apport parce qu'il transforme la graisse molle en un tissu musculaire actif qui brûle les graisses. L'entraînement de l'endurance du niveau 2 vous offre une combustion de calories plus importante encore. Grâce à des intervalles doux et ciblés, cette méthode vous permet d'accélérer votre consommation de calories. Sa mise en pratique est simple. Cherchez d'abord sur le tableau de la fréquence cardiaque de la page 27, les limites inférieure et supérieure du niveau 1 et 2 correspondant à votre âge. Choisissez ensuite sur le tableau ci-contre un sport adapté aux niveaux 1 et 2. Ensuite, échauffez-vous comme d'habitude et entraînez-vous pendant 10 minutes au niveau 1, puis 5 minutes au niveau 2, et de nouveau au niveau 1. La première fois, vous devez faire trois séances de niveau 2, tandis que le reste du temps, vous travaillez au niveau 1. Lors des deux semaines suivantes, passez à cinq le nombre des intervalles de niveau 2. Préservez les intervalles de 5 minutes pendant deux semaines, puis passez-les lors des deux semaines suivantes à 10 minutes. Veillez à ne pas négliger le niveau 1 de l'entraînement, puisque vous devez en effectuer les deux tiers ou la moitié à ce niveau. Si vous vous entraînez quatre fois par semaine, vous pouvez faire deux séances avec intervalles et deux séances sans. Si vous avez effectué le programme d'entraînement en intercalant trois ou quatre intervalles toutes les 10 minutes, poursuivez les séances pendant six semaines à ce niveau avant de passer au programme de niveau 3. Une séance d'entraînement de niveau 2 doit durer entre 40 et 60 minutes au total.

Accélérer avec méthode

Le niveau 1 a mis en route le métabolisme des graisses. Avec le niveau 2 vous avez amorcé la consommation de calories. Le niveau 3 est le couronnement de l'entraînement de l'endurance : les séances courtes et intenses permettent de faire fondre les

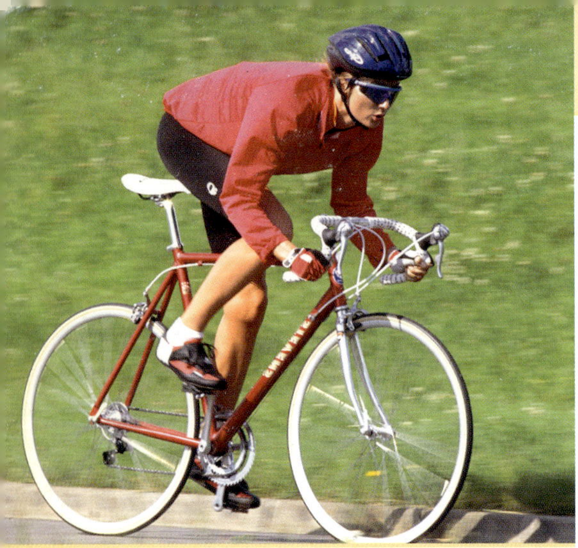

Lors de l'entraînement de niveau 3, déployez toute votre énergie pendant 20 secondes.

rondeurs tenaces, dans la mesure où le corps doit relever un nouveau défi en termes de production d'énergie. Les petits intervalles d'accélération activent l'emploi rapide de l'énergie provenant des réserves de glucides musculaires et augmentent le métabolisme pendant plusieurs heures. Ceci signifie qu'après ce type séance, vous brûlez plus d'énergie que lorsque vous travaillez aux niveaux précédents.

Procédez de la manière suivante : vérifiez les limites de fréquence cardiaque de l'entraînement de niveau 3 dans le tableau et choisissez dans votre planning hebdomadaire une séance de niveau 2 que vous remplacez par une séance de niveau 3. Celle-ci ne dure que 20 minutes, mais elle est destinée à vous mettre hors d'haleine. Commencez par les 5 ou 10 minutes d'échauffement habituel. Puis, appuyez sur l'accélérateur franchement pendant 20 secondes : sautez, nagez ou pédalez le plus fort possible ! Revenez ensuite tranquillement au niveau 1. La seconde séance d'accélération doit avoir lieu environ une semaine plus tard. Attendez 48 heures avant de suivre une nouvelle séance de niveau 1. Augmentez progressivement la fréquence des intervalles de 20 secondes, de sorte que vous parveniez à accélérer jusqu'à trois ou quatre fois en l'espace de 20 minutes. Comme le corps n'est pas habitué à ce type d'effort, il est complètement épuisé au bout de 20 minutes, et il a besoin de temps pour se régénérer. Les cellules musculaires et les réservoirs d'énergie doivent faire une pause de deux jours complets, même si vous vous sentez de nouveau en forme au bout de 24 heures. Pour ne pas surmener votre organisme, ne pratiquez pas trop souvent le cardiotraining de niveau 3 : une ou deux fois par semaine pendant deux ou trois semaines suffisent amplement. Entraînez-vous ensuite pendant deux ou trois semaines sans intervalles d'accélération et suivez des séances de niveau 2. Ne négligez jamais l'entraînement de niveau 1 car il constitue la base de la disparition de vos rondeurs sur la durée !

LE FONCTIONNEMENT DE LA COMBUSTION DES GRAISSES

La combustion des graisses commence-t-elle vraiment au bout de 30 minutes seulement ?

Ce vieux mythe est aussi tenace que les rondeurs autour de la taille ! En réalité, la mise à disposition de l'énergie dépend de l'intensité de l'effort et non de la durée de la séance d'entraînement. Vous brûlez des calories graisseuses lors de toute activité ! Mais la quantité que vous brûlez dépend, d'une part, de l'intensité de l'effort et, d'autre part, de la condition de l'organisme.

Faut-il absolument faire du jogging pour brûler des graisses ?

Non, pas forcément. Il importe surtout que pour l'entraînement de niveau 1 vous choisissiez un sport régulier et facile à contrôler afin que vous puissiez respecter les limites de la fréquence cardiaque. Il vous faut aussi pratiquer un entraînement musculaire régulier. Les muscles qui travaillent sont de véritables fourneaux à calories et ils vont puiser de préférence dans les cellules graisseuses pour alimenter leur activité. Quand ils sont au repos, ils dépensent également beaucoup d'énergie. Développez vos muscles par l'entraînement, ainsi votre apport calorique quotidien pourra-t-il augmenter de 30 calories par kilo de muscles supplémentaire. L'apport calorique se calcule comme suit : poids du corps multiplié par 7 plus 700.

Est-ce que je perds du poids pendant l'entraînement ?

Ceci dépend de la durée de l'effort. Si vous courez un marathon par exemple, le corps se sert dans le dépôt adipeux et là vous perdez du poids pendant la course. En général tout dépend de l'augmentation du métabolisme après l'entraînement. Le bilan d'énergie négative est également un point important dans l'élimination des graisses. Quand vous brûlez plus de calories que vous n'en consommez, l'organisme va chercher l'énergie manquante dans les tissus adipeux.

Qu'est-ce que l'effet ultérieur de combustion ?

Après un entraînement aux niveaux 2 et 3, le métabolisme reste actif pendant une période prolongée. Ceci signifie que l'apport d'énergie augmente et que votre corps continue à brûler des graisses au repos – surtout quand vous mangez et que vous buvez des boissons sucrées seulement une ou deux heures après l'entraînement.

Quand mon cardiotraining est-il en aérobie ?

Le terme aérobie signifie que la production d'énergie s'effectue avec la contribution de l'oxygène. Si le corps ne dispose pas de suffisamment d'oxygène, il produit de l'énergie en anaérobie c'est-à-dire sans oxygène. Ceci provoque alors une production de lactate qui génère de l'acidité dans les muscles et incite à interrompre l'effort plus rapidement. Le cardiotraining de niveau 1 se fait en aérobie, de niveau 2 en aérobie et anaérobie, et de niveau 3 en anaérobie.

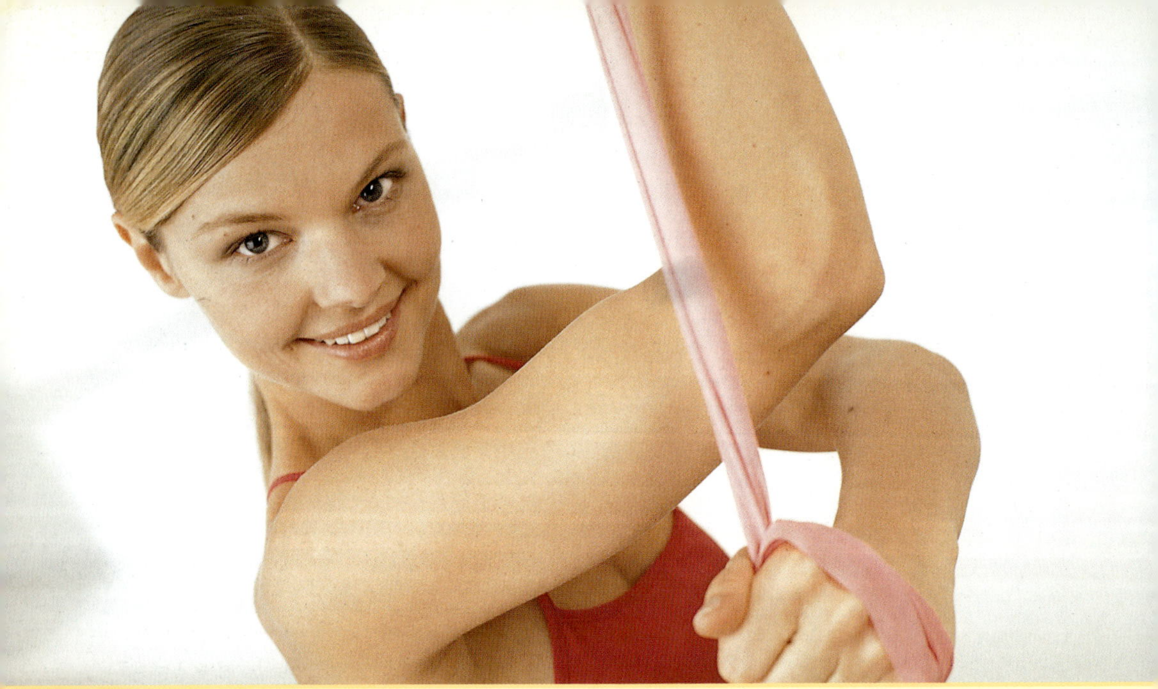

Un entraînement musculaire efficace

Vous aimeriez avoir des cuisses et des mollets fermes, un ventre plat et un profil sans rondeurs ? Alors suivez un bon programme d'entraînement musculaire qui vous permettra de modeler votre corps comme vous le souhaitez. Voici quelques conseils indispensables.

Ce dont vous avez besoin

Tous les exercices décrits dans le chapitre suivant se divisent en plusieurs niveaux de difficultés. Le niveau 1 propose un exercice qui se réalise sans accessoire et donc uniquement avec le corps. Pour les exercices au sol, vous avez besoin toutefois d'un tapis de gymnastique robuste. Vous pouvez également vous procurer un balance-pad, coussin en mousse extra-souple qui protège les articulations. Vous en trouverez dans des magasins de sport à partir de 20 euros.

Ayez toujours une bouteille d'eau à portée de main car vous transpirerez certainement pendant l'entraînement !

Si vous faites des exercices de niveau 2 et 3, vous aurez besoin d'une bande en latex ou d'un Thera-band. La bande ne doit être ni trop résistante ni trop fine. Vous en trouverez dans les magasins de sport pour 10 euros. Vous aurez également besoin d'une paire d'haltères pesant entre 1, 5 et 2 kg. Vous les trouverez aussi dans des magasins spécialisés pour 20 euros. Mais vous pouvez au lieu d'haltères utiliser des bouteilles d'eau, lesquelles sont toutefois moins pratiques à tenir.

Bien démarrer pour mieux continuer

Si vous n'avez jamais fait d'entraînement musculaire, vous éprouverez peut-être quelques difficultés au début. Mais elles ne dureront pas longtemps ! Au bout de deux semaines, le corps s'adapte à l'effort, tandis qu'au bout de six semaines, le cerveau est totalement mis en condition. Vous n'éprouverez plus jamais autant de difficultés que lors de la mise en route, même si vous arrêtez le sport de manière prolongée. Les muscles ont eux aussi une « mémoire » et ils réagissent davantage quand ils ont déjà travaillé. Essayez de vous laisser guider par les perceptions de votre corps. Vous noterez au bout de quelques semaines que l'entraînement vous semble facile. Veillez bien à son intensité de sorte qu'elle ne soit ni trop faible ni trop soutenue afin que vous puissiez modeler idéalement votre corps. En d'autres termes : si l'entraînement vous paraît très difficile, revenez au niveau inférieur ! De même, quand vous vous sentez épuisée, accordez-vous une séance facile. L'interruption s'impose lorsque vous êtes malade, que vous avez de la fièvre ou que vous avez de fortes courbatures. L'effort sportif sur un corps malade peut avoir des conséquences néfastes ; ceci ne vaut pas seulement pour la musculation, mais également pour le cardiotraining. Laissez-vous du temps pour vous remettre en forme !

CONSEIL

À deux, c'est mieux

La volonté de modifier son corps doit être forte. La pratique à deux d'un sport facilite l'entraînement. Trouvez une amie qui a les mêmes aspirations que les vôtres ; vous pourrez ainsi vous encourager mutuellement, vous corriger et échanger.

Tout est question de timing

Pour développer et modeler efficacement ses muscles, votre corps a besoin de temps. Les muscles ne se développent et ne se réparent pas immédiatement pendant l'entraînement, mais ils ont besoin d'une phase de récupération d'un minimum de 24 heures, voire de 48 heures lorsque la séance est particulièrement dynamique. Après avoir fait travailler les muscles des jambes, par exemple, vous pouvez utiliser cet intervalle de répit pour entraîner un autre groupe musculaire. Sachez être attentive à vous-même et guetter vos réactions. Repoussez la séance d'entraînement si vous sentez que vos muscles sont trop fatigués, ou bien faites une séance de cardiotraining.

Combien de fois par semaine ?

Il est recommandé aux débutantes de ne pas se surmener et de prévoir d'abord un maximum de trois séances de musculation par semaine. Au fil des quatre semaines suivantes, vous pourrez passer à quatre séances. Les sportives confirmées et les plus expérimentées peuvent commencer sans problème par quatre séances par semaine et poursuivre en moins de quatre semaines avec cinq ou six séances maximum. Faites un minimum de trois séances de cardiotraining par semaine. Travaillez en niveau 1 et essayez de poursuivre pendant une demi-heure, puis augmentez la durée (de 45 à 60 minutes) en l'espace de six à huit semaines. Les séances de niveau 2 doivent durer 40 à 60 minutes, et de niveau 3 seulement 20 minutes. Accordez-vous une pause un jour par semaine, pendant laquelle vous ne ferez ni entraînement musculaire ni cardiotraining.

À quel moment de la journée ?

Planifiez vos ateliers de fitness très précisément dans le déroulement de votre journée ! Ce temps vous est essentiellement consacré ; c'est un rendez-vous important que vous devez absolument honorer. Sachez que rien ne peut le remplacer ! Peu importe qu'il ait lieu le matin avant de partir travailler ou le soir.
Veillez simplement à ne pas faire de cardiotraining avant 7 h 30 le matin car le taux de cortisol de l'organisme est encore très élevé à ce moment-là. Vous pourriez en conséquence vous sentir abattue au fil de la journée. Le cortisol est une hormone de stress qui sollicite le cœur inutilement. Quand vous vous entraînez le soir, sachez que votre organisme est amené à faire de gros efforts, ce qui peut éventuellement occasionner des difficultés d'endormissement. Buvez alors une bonne tisane.

Comment développer ses muscles

Les exercices musculaires font travailler la résistance du corps, soit en ayant recours à des accessoires tels que les haltères et les bandes en latex, soit en exploitant la résistance naturelle du poids du corps par la pesanteur. La répétition des mouvements fait travailler certains muscles et groupes musculaires. Cette stimulation permet au muscle de se renforcer et de se réparer pendant la phase de récupération qui suit l'entraînement ; il se développe et se modèle. En ayant recours aux haltères ou résistances, vous pouvez augmenter l'effort de manière ciblée et stimuler le muscle pour qu'il se développe plus qu'en utilisant le simple poids du corps. Pour vous entraîner au mieux, il est nécessaire de tenir compte de votre type physique et du type de fibres dont vos muscles sont principalement composés. Le corps présente deux types de fibres musculaires distincts : d'une part les fibres qui se contractent rapidement, qu'on appelle les fibres fast-twitch. Elles interviennent lors des mouvements abrupts, par exemple lors d'un sprint ou d'un entraînement musculaire. L'énergie nécessaire à cet effort bref et intense provient directement du dépôt d'énergie du muscle. Il existe par ailleurs des fibres musculaires qui se contractent lentement et qu'on appelle les fibres slow-twitch. Elles interviennent surtout lors d'efforts prolongés et endurants, notamment lors du cardiotraining. L'énergie qui leur est nécessaire provient des différents systèmes métaboliques, et donc de la combustion des glucides et des graisses.

Le type de fibres varie selon le type physique de chacune (pages 18-19). Les femmes de type ectomorphe présentent plus de fibres slow-twitch, elles ont moins de problèmes de poids, mais plus de difficultés à modeler leurs muscles. Celles de type endomorphe sont à l'opposé puisqu'elles n'ont pas de mal à développer leur musculature, mais davantage à perdre du poids en raison de leur petite proportion de fibres slow-twitch. En revanche les femmes de type mésomorphe présentent une proportion équilibrée entre fibres musculaires lentes et rapides.

Soit elles ont des facilités pour modeler leur corps de manière proportionnée, soit il leur est difficile tant de perdre du poids que d'affiner les muscles.

› Les haltères et les bandes latex permettent de faire travailler la résistance musculaire.

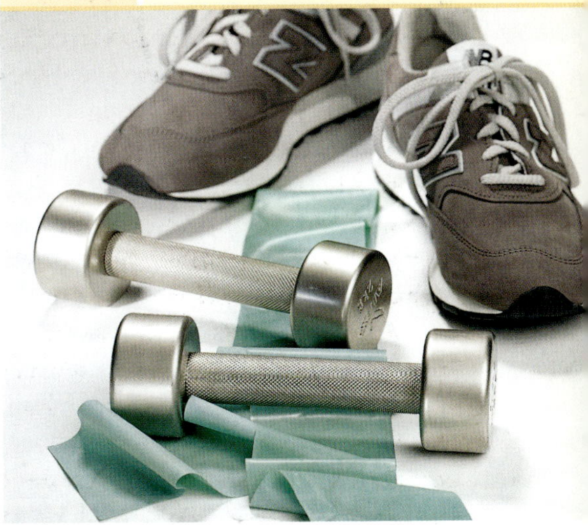

Question de méthode

Nombreuses sont les femmes qui prétendent que la musculation est synonyme de gros muscles. Pourtant vous n'avez aucune raison de vous faire du souci à ce propos tant que vous suivrez les indications figurant dans cet ouvrage. Le travail de la résistance qui est proposé n'est pas suffisamment poussé pour provoquer des effets indésirables. En outre, nous vous proposons une série d'exercices d'étirement permettant d'allonger le muscle.

Les muscles profonds

Vous pouvez améliorer votre posture et embellir votre silhouette par un entraînement de la couche musculaire profonde. Outre le résultat esthétique, cette méthode présente un autre avantage : celui de faire travailler les petits muscles qui entourent le squelette. Ces derniers protègent les os, les articulations et surtout la colonne vertébrale. Quand vous souffrez de problèmes de dos, vous devriez justement intégrer les exercices correspondants à votre programme d'entraînement. La couche superficielle des muscles profite également de ce corset musculaire interne. Les femmes qui s'entraînent depuis longtemps s'étonnent quelquefois que leur ventre et leurs fessiers ne se raffermissent pas davantage. Ceci ne résulte pas d'un manque d'exercice, mais d'un manque d'entraînement des muscles profonds. La zone abdominale est particulièrement réactive à ce type d'entraînement. Ne vous contentez donc pas de renforcer uniquement les muscles superficiels, notamment en ce qui concerne la musculature abdominale, mais faites aussi travailler les couches plus profondes qui soutiennent l'abdomen.

Les exercices suivants vous permettront de faire travailler les muscles profonds de la ceinture abdominale, des jambes et des fessiers : crunch de la taille (page 50), balance (page 54), planche de côté (page 64), fente (page 70), crunch de la cuisse (page 76), lever de jambe sur le côté (page 78), lancer de ballon (page 82), équilibre sur une jambe (page 84), planche en hauteur (page 98), alignement sur le côté (page 100).

Le stretching : des muscles longs et bien modelés

Tout exercice musculaire nécessite la tension de certains muscles, ce qui signifie qu'ils se contractent.

Ce faisant les fibres musculaires se superposent. Lors du mouvement contraire (le relâchement) les fibres musculaires se remettent en place, mais pas complètement. Il subsiste une tension, car le corps s'attend à un effort renouvelé. Pour atténuer cette tension, il faut donc étirer les parties concernées. Cet exercice permet au muscle de relâcher la tension et d'éviter des problèmes de mauvaise position résul-

tant éventuellement du raccourcissement musculaire.
La musculature du dos illustre bien ce propos : cette dernière a tendance à s'atrophier au niveau des lombaires. Le bassin bascule donc progressivement vers l'arrière, tandis que le ventre s'arrondit. Ceci peut vous vous occasionner non seulement des maux de dos, mais également un ventre rond qui résiste à toute tentative de gymnastique musculaire et ne se raffermit pas en dépit d'un régime assidu. Mais si vous étirez votre dos en longueur, le ventre disparaît de lui-même. Dans le chapitre suivant, vous verrez que les exercices musculaires sont toujours suivis de quelques étirements qui vous aideront à allonger vos muscles et à supprimer les mauvaises postures ayant des incidences négatives sur la silhouette. Vous développerez alors des muscles longs et élancés et votre posture physique gagnera en finesse.

INFO

La découverte de la lenteur

Si vous faites des exercices musculaires depuis un certain temps déjà, essayez donc de vous entraîner au ralenti ! Cette méthode vous permettra d'introduire du changement dans votre exercice quotidien et activera vos muscles d'une manière inhabituelle. Donnez-vous tout simplement beaucoup plus de temps dans la réalisation de vos exercices et effectuez les mouvements au ralenti :

- Comptez jusqu'à dix quand vous contractez le muscle, puis relâchez en comptant jusqu'à quatre.
- Contrôlez votre respiration : inspirez en contractant le muscle et expirez en le relâchant.
- Les mouvements doivent être le plus fluide possible, évitez de brusquer vos gestes.
- Limitez-vous à cinq ou six répétitions. Après deux semaines de rythme lent, reprenez l'entraînement au rythme normal.

D'après certaines études, l'entraînement lent provoque une augmentation de la force musculaire qui peut atteindre 50 %. Ceci s'explique par le fait que lorsque vous travaillez lentement, vous effectuez les mouvements plus correctement. Il vous est impossible de tricher et la durée de l'effort est prolongée. En outre, cette méthode présente l'avantage d'éviter le risque de blessure.

L'endurance musculaire affine les muscles

Les exercices musculaires effectués avec peu de résistance sont des exercices d'endurance musculaire. Ceci signifie qu'on renforce le muscle et qu'on fait travailler en même temps son endurance. Cette méthode n'a rien à voir avec l'endurance cardiaque et circulatoire, mais elle implique que vous effectuez de nombreuses répétitions avec une charge réduite. En outre, elle présente l'avantage de conférer un volume esthétique à la musculature qui ne grossit pas exagérément. Il faut savoir aussi que les exercices de stretching participent à l'affinement musculaire. Lors des exercices dynamiques des jambes et des fessiers, effectuez entre 20 et 30 répétitions de chaque côté. Le ventre nécessite de 30 à 40 répétitions. Le nombre précis de répétitions est indiqué pour chaque exercice. Si les exercices de niveau 2 ou 3 vous paraissent difficiles et que vous ne parvenez pas à effectuer le nombre de répétitions indiqué, contentez-vous de poursuivre en reprenant le niveau 1. Mais maintenez surtout le nombre de répétitions ! Effectuez les mouvements avec régularité et consacrez autant de temps à la tension musculaire qu'au relâchement. Pensez surtout à votre respiration : expirez avec insistance en contractant le muscle et inspirez en relâchant.

INFO

De la régularité

Un entraînement excessif peut surmener les muscles ; effectuez des pauses suffisantes entre les entraînements ! Mais l'inverse est également vrai : laisser 24 heures de récupération aux muscles est amplement suffisant. En règle générale, un entraînement qui a lieu une fois par semaine ne contribue pas au développement musculaire. L'idéal est de s'organiser entre deux et six séances d'entraînement par semaine.

Dans quel ordre ?

Vous souhaitez faire travailler plusieurs parties du corps ? Voici d'abord quelques rudiments à connaître :

Commencez par faire travailler les plus grands groupes musculaires, puis les plus petits. Vous éviterez ainsi de fatiguer prématurément les muscles plus petits qui servent de soutien aux plus grands. Concrètement, cela signifie qu'il vous faut d'abord commencer par les exercices des jambes, puis des fessiers et terminer par les exercices abdominaux. Avant tout exercice, échauffez-vous pendant cinq à dix minutes. Choisissez entre 8 et 15 exercices pour faire travailler chaque partie du corps, ce qui correspond à une séance d'entraînement de 45-60 minutes, échauffement et stretching compris. Variez toujours vos exercices et choisissez-en de nouveaux et vous stimulerez ainsi davantage vos muscles.

De la tenue !

Contrôlez systématiquement la posture du corps pendant l'entraînement pour effectuer le mieux possible les mouvements. L'idéal est de réaliser vos exercices devant le miroir. La bonne posture du corps est la condition *sine qua non* à la réalisation correcte des mouvements. C'est ainsi que vous pourrez observer les modifications positives des différentes parties de votre corps. Vous trouverez ci-après les rudiments d'une bonne attitude physique, tandis que dans le chapitre suivant les indications vous seront communiquées pour chaque exercice.

Redressez la colonne vertébrale !

Activez toujours la musculature dorsale et abdominale avant de commencer les exercices. Assurez-vous que les muscles dorsaux et abdominaux sont bien contractés surtout quand les exercices sont effectués en position couchée : vous devez respecter la courbe naturelle en S de la colonne vertébrale. Ne plaquez donc pas votre dos sur le sol, mais contractez plutôt la musculature du tronc. Veillez à contracter légère-

› La colonne vertébrale forme une courbe naturelle en S, elle n'est pas complètement droite.

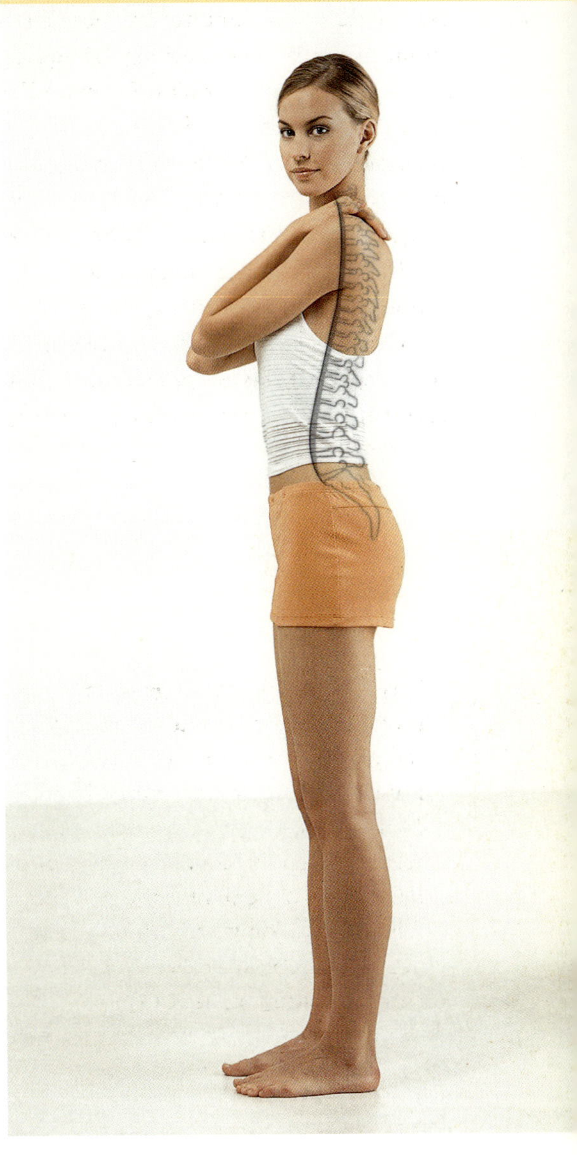

ment le plancher pelvien. Maintenez la tête dans le prolongement de la colonne vertébrale, sans la pencher en avant. Pour les exercices en position couchée, pensez à laisser un écart correspondant à la largeur du poing entre le menton et le buste. Lors des exercices en position debout, essayez d'étirer la colonne vertébrale en longueur : le sommet de la tête doit être tendu vers le ciel, le coccyx au contraire, lourd comme du plomb, doit plonger vers le sol. Cette posture favorise l'aspiration des poumons et leur permet d'être mieux alimentés en oxygène. En outre, vous bénéficiez d'une plus large amplitude de mouvement. Le contrôle permanent de la colonne vertébrale confère au corps une tension idéale permettant de réaliser efficacement les exercices.

Prenez soin de vos articulations

Lors des exercices évitez tout mouvement incontrôlé et tout travail excessif des articulations. Ces deux conditions sont nécessaires pour avoir un contrôle complet sur la musculature et pour éviter les problèmes articulaires.

Le rythme du déroulement de l'exercice joue un rôle important : effectuez les exercices lentement de sorte à pouvoir bien les contrôler. La charge que vous choisissez ne doit pas limiter le mouvement. Ce dernier doit toujours avoir un début et une fin imaginaires. Évitez les mouvements par à-coups quand ils ne sont pas demandés.

CONSEIL

Le plancher pelvien : partenaire des muscles abdominaux

Une bonne attitude dépend de l'état d'entraînement des couches musculaires profondes. Or le plancher pelvien joue un rôle important au niveau du tronc. Vous pouvez activer cette plaque à triple couche musculaire en effectuant l'exercice suivant : asseyez-vous bien sur le bord d'une chaise. Rentrez le nombril et remontez-le vers les côtes. Percevez bien les deux extrémités de l'os iliaque sur lesquelles vous êtes assise. Essayez de les bouger. Vous n'avez pas beaucoup de latitude, mais vous le pouvez en utilisant le plancher pelvien. En lien avec le mouvement de remontée du nombril, activez ainsi la plus grande partie du plancher pelvien.

Respirez avec le mouvement !

Les exercices sont plus soutenus et mieux contrôlés quand vous respirez avec le mouvement. Lorsque le muscle est tendu, et donc sollicité, expirez. Ceci nécessite un flux harmonieux du mouvement et permet de vous concentrer davantage sur la musculature.

Pour ne pas influer avec la respiration sur la posture de la colonne vertébrale, vous pouvez employer une méthode qui vous permet d'exploiter toute la zone pulmonaire. Essayez d'abord d'appliquer cette technique en vous postant tout simplement devant le miroir, sans effectuer d'exercice particulier. Respirez d'abord profondément par le ventre. Puis laissez remonter le flux de la respiration des deux côtés de la cage thoracique jusque dans la zone pulmonaire supérieure, sous la clavicule.

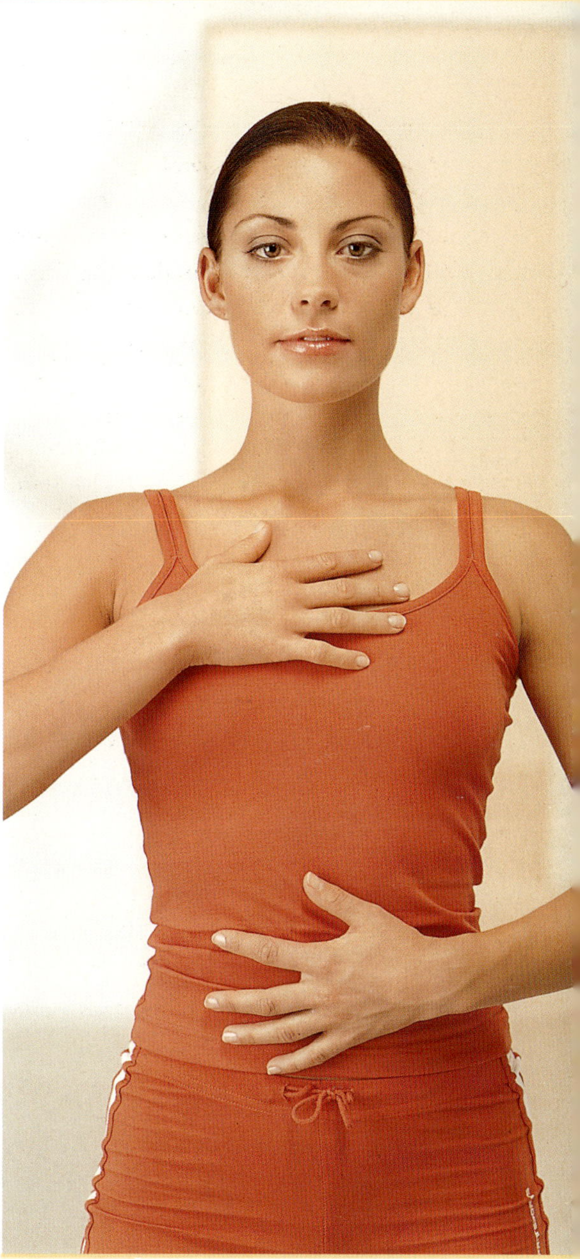

Exercez-vous devant votre miroir à respirer par la cage thoracique et le ventre.

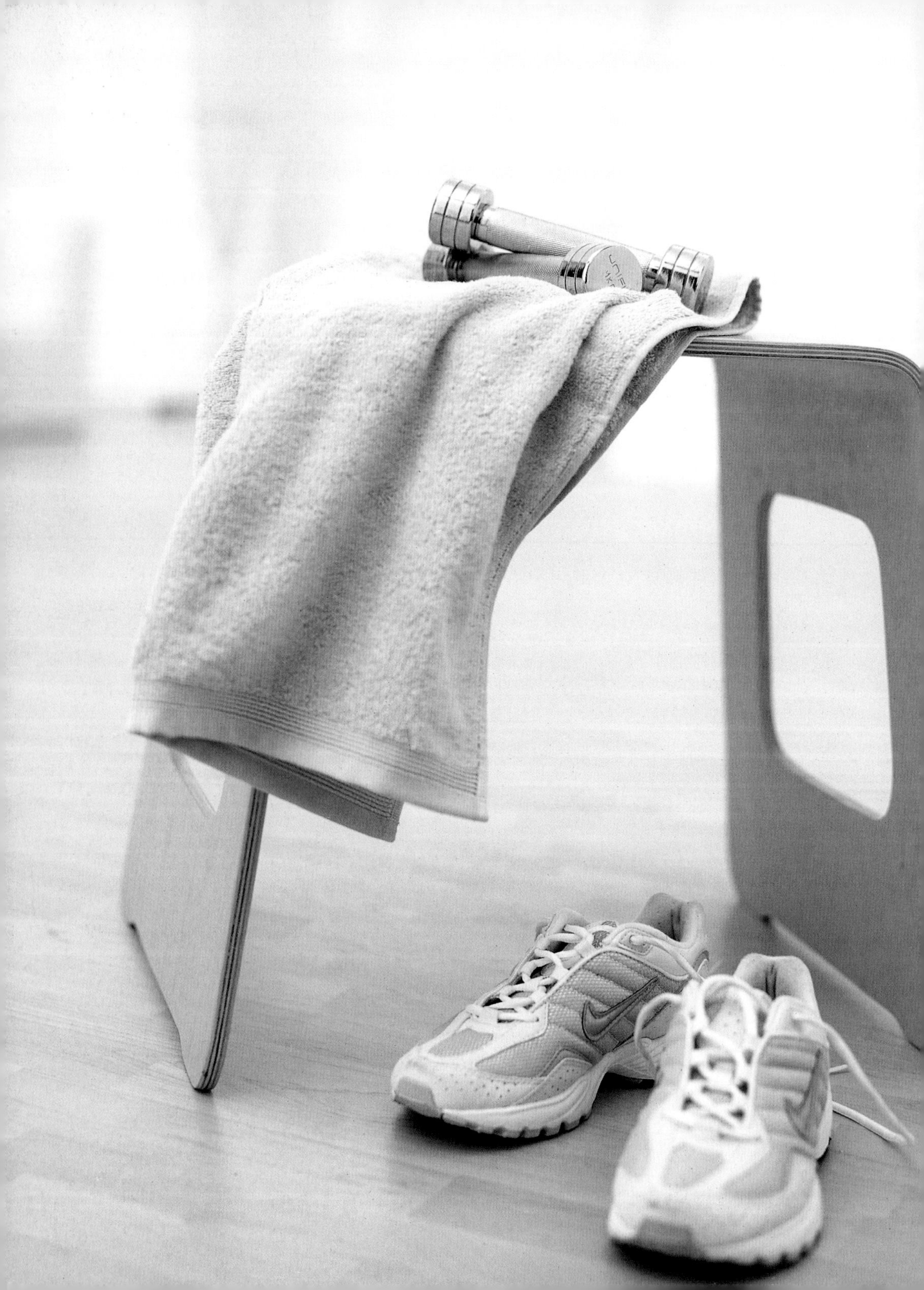

La mise en forme du ventre, des jambes et des fessiers

Après avoir planifié votre entraînement, choisissez le programme de musculation qui vous convient. En fonction de votre condition physique commencez par le niveau 1, 2 ou 3. Vous viendrez assurément à bout de vos rondeurs.

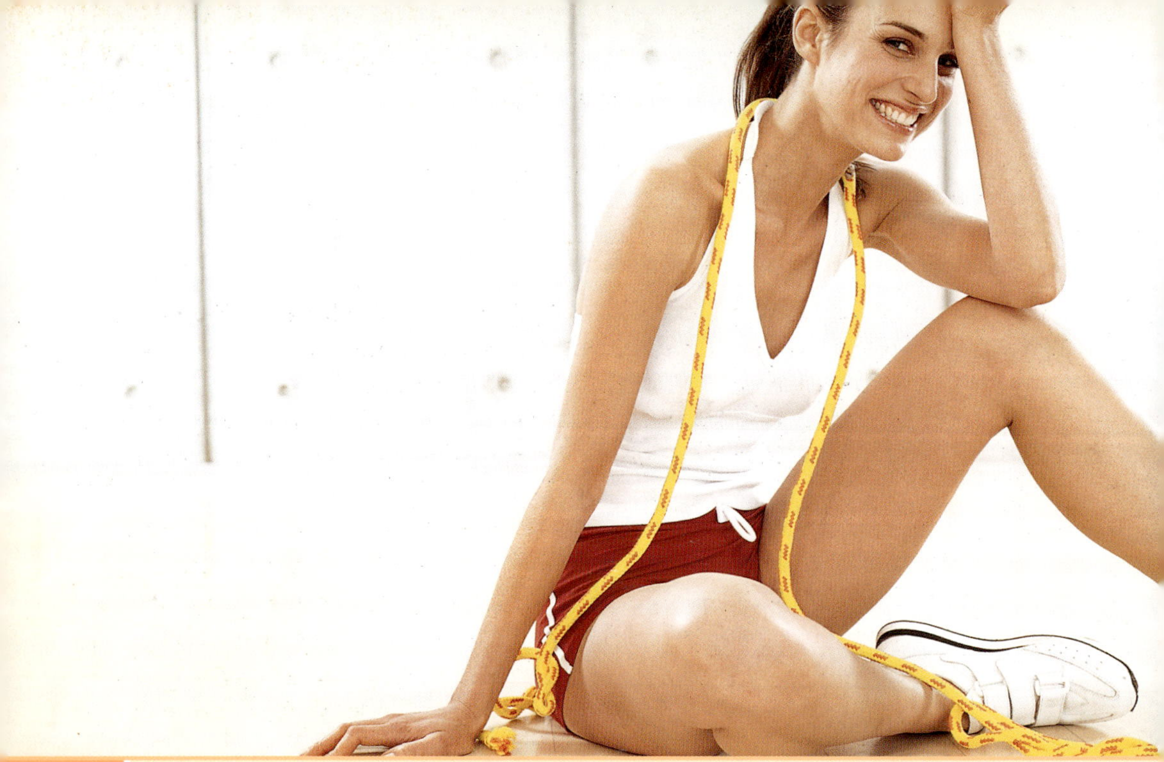

Tout d'abord : s'échauffer avec le sourire

Avant tout entraînement, il convient d'échauffer les muscles et d'assouplir le corps. Si vous le souhaitez, écoutez un CD qui vous donne de l'entrain et échauffez-vous ainsi cinq à dix minutes. Vous serez suffisamment échauffée lorsque vous commencerez à transpirer.

À vous de jouer !

Les exercices suivants sont conçus de telle manière que vous puissiez échauffer vos muscles sans risque de blessure. Commencez toujours en marchant avec souplesse pendant une minute. Essayez de réaliser tous vos mouvements en rythme avec la musique et de toujours les contrôler. Veillez impérativement à la bonne réalisation du mouvement.

Marche

- Tenez-vous bien droite, la tête dans l'alignement de la colonne vertébrale. Tendez votre corps en contractant les abdominaux, le plancher pelvien et le dos. Maintenez les bras fléchis le long du corps.
- Marchez sur place : appuyez vos pieds au sol depuis la pointe jusqu'au talon et balancez les bras en sens contraire. 1
- Le buste doit rester tranquille et ne pas pencher vers l'avant. Respirez régulièrement.

Boxe

- Écartez bien les jambes et fléchissez-les légèrement. Fermez les poings et levez-les à hauteur du menton.
- Effectuez ensuite de petits sauts de gauche à droite en reportant brièvement le poids sur l'une et l'autre jambe.
- Lorsque vous sautez sur la droite, frappez de votre poing droit sur le côté. 2 Basculez le poids du corps sur la jambe gauche en ramenant simultanément le bras vers le corps. Changez de côté au bout d'une minute et frappez de votre poing gauche.

1 **2 minutes**

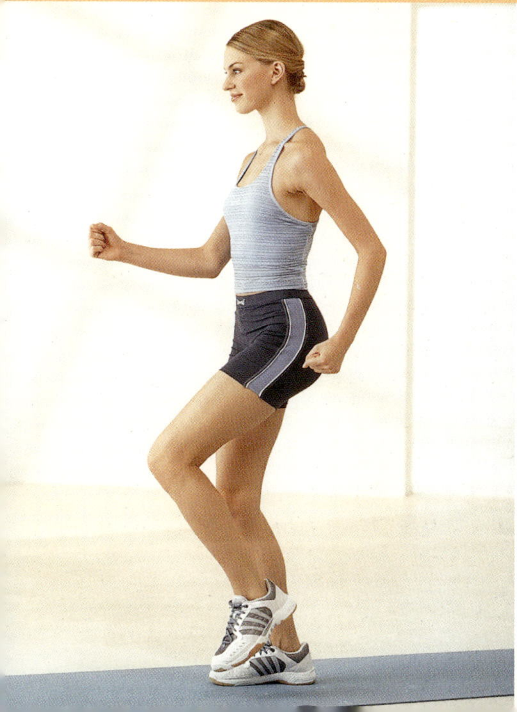

2 **1 minute de chaque côté**

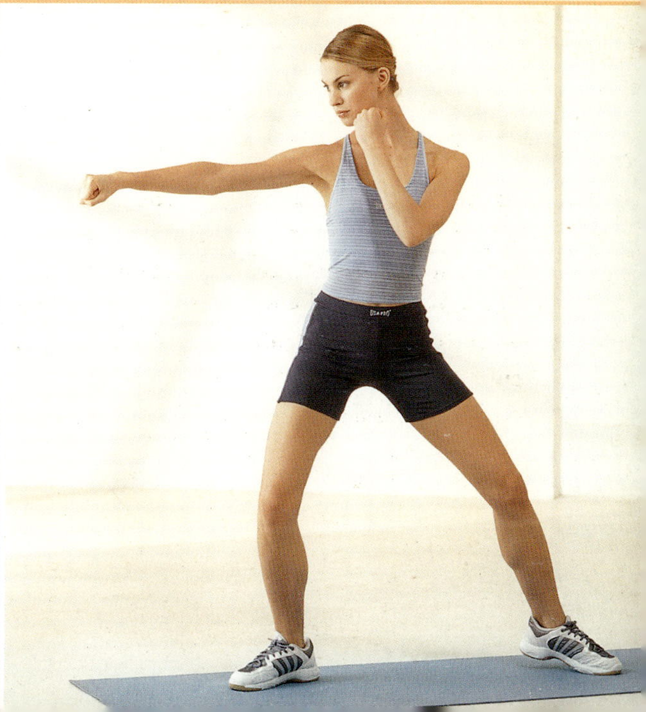

Saut à la corde

- Tenez-vous bien droite, pieds parallèles, jambes très légèrement fléchies, écartées de la largeur des hanches.
- Maintenez les coudes contre le corps et levez les mains (elles tiennent la corde à sauter).
- Effectuez de petits sauts par-dessus la corde, regardez droit devant vous. 3
- Vous pouvez également effectuer cet exercice sans corde à sauter.

Pas de côté

- Écartez bien les jambes et fléchissez-les légèrement. Les bras pendent le long du corps.
- Basculez ensuite le poids du corps sur la jambe droite, tendez la jambe gauche, pointe de pied au sol et roulez simultanément votre épaule vers l'arrière. 4
- Basculez le poids du corps sur la jambe gauche et roulez l'épaule droite vers l'arrière.

3 **1 à 2 minutes**

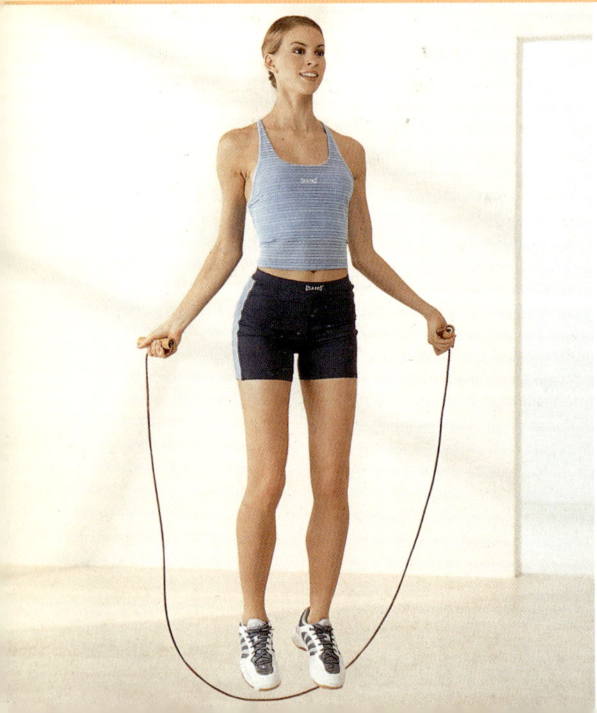

4 **1 à 2 minutes**

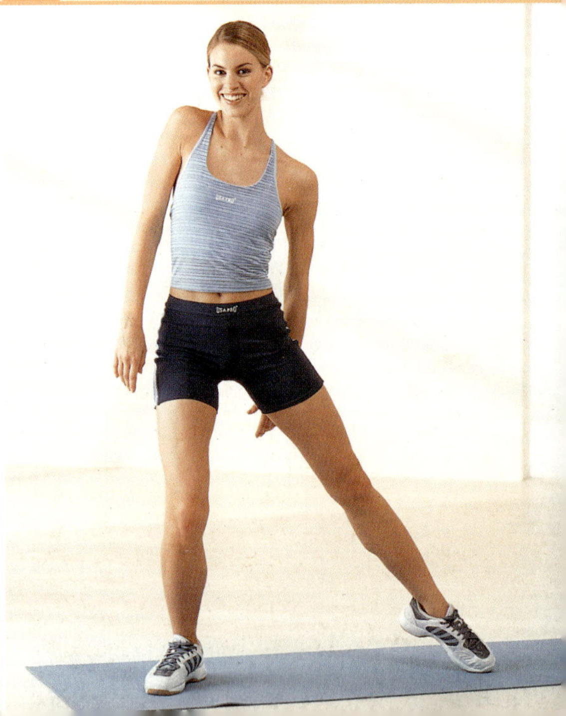

Danse des talons

- Tenez-vous droite, posez les mains sur les hanches, pieds parallèles et mettez le corps en tension.
- Basculez le poids du corps sur la jambe gauche et posez le talon droit devant vous le plus loin possible. 5
- Ramenez le pied droit, basculez le poids du corps sur la jambe droite et posez le talon gauche devant vous.

5 1 à 2 minutes

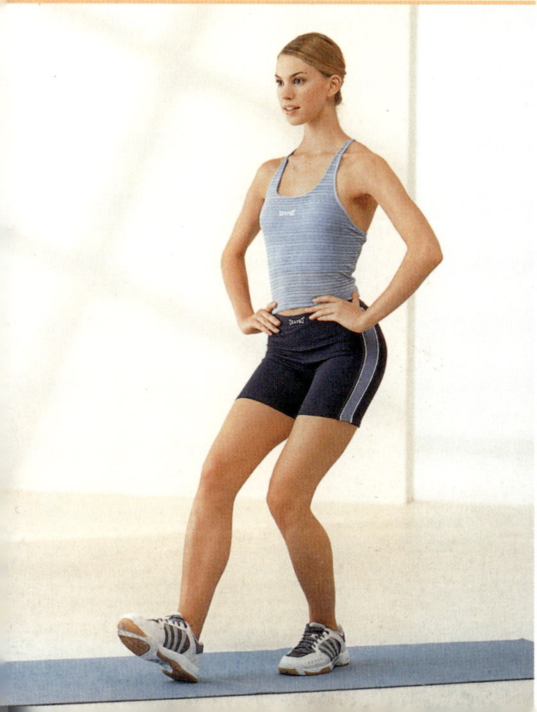

L'étirement : une question de goût

D'après le résultat d'études récentes, l'étirement de la musculature avant l'entraînement ne permet pas de prévenir les blessures. Toutefois, il n'est absolument pas déconseillé. La plupart des études actuelles déconseillent la pratique trop soutenue du stretching avant l'entraînement, car il pourrait réduire la tension musculaire et la performance pendant l'exercice. En revanche, presque tous les experts recommandent un échauffement musculaire et un stretching modéré.

Si vous le souhaitez, vous pouvez suivre après l'échauffement quelques exercices de stretching dynamique. Choisissez deux ou trois exercices dans le programme d'étirements des différentes parties du corps (pages 66-67, 86-87 et 104-105) et effectuez des mouvements légers et contrôlés. Ceux-ci sont destinés à augmenter la mobilité, l'ampleur des mouvements et l'équilibre musculaire. Puis commencez votre séance d'entraînement.

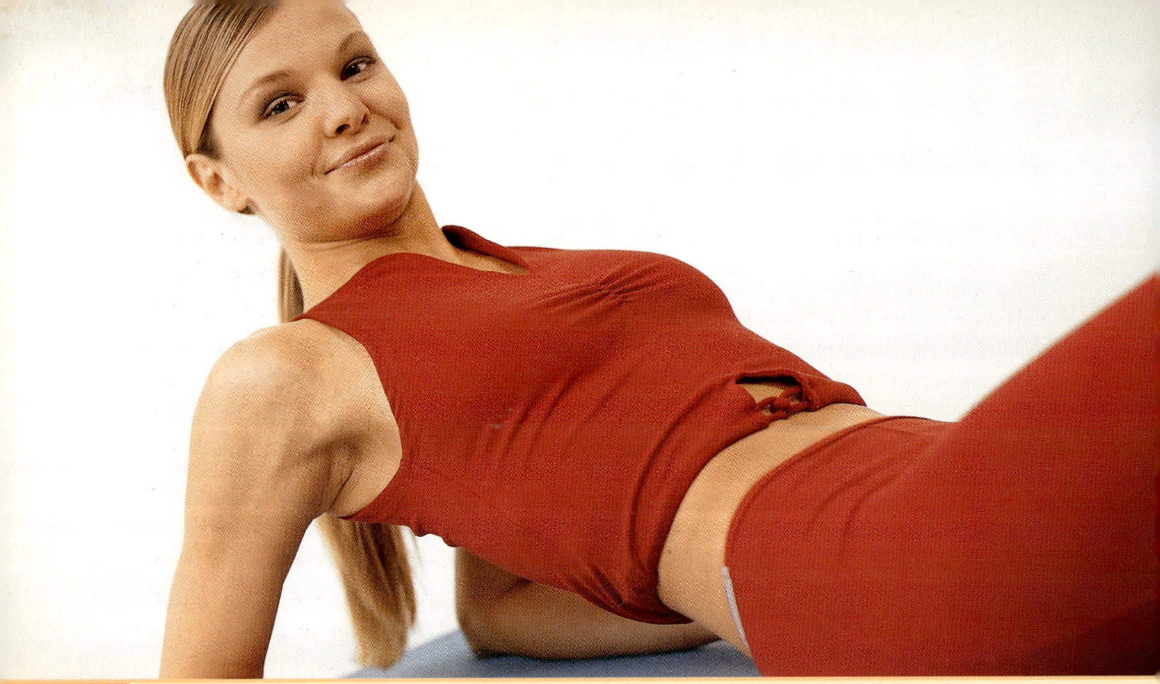

Un ventre plat

Vous souhaitez affiner votre silhouette et raffermir efficacement votre ventre ? Alors n'hésitez pas à pratiquer les exercices suivants. Vous trouverez aussi quelques petits conseils pour affiner la zone du nombril et pouvoir oser le maillot de bain sans complexes.

Les muscles du buste

Un seul exercice ne suffit pas à faire travailler la musculature du buste. Mais jetons d'abord un coup d'œil précis sur les muscles abdominaux constitués de trois couches superposées. La musculature abdominale profonde comprend le muscle droit de l'abdomen et le grand psoas. Elle est située sous les muscles indiqués sur l'illustration de gauche page 49, lesquels sont regroupés sous le terme de musculature abdominale superficielle.

Cette dernière est composée du muscle grand droit qui préside à l'inclinaison en avant du buste et du muscle pyramidal. Les muscles abdominaux de côté qui permettent de tourner et de fléchir le buste comprennent le petit oblique et le grand oblique, ainsi que le muscle transverse.

Tous ces muscles, de même que le plancher pelvien, nécessitent d'être bien entraînés pour maintenir la stabilité et la droiture du tronc.

Les muscles du dos ont également une incidence sur l'entraînement abdominal, et le transverse, par exemple, est relié au dos. En outre, les muscles du dos répondent aux mouvements abdominaux, notamment pour le redressement du tronc et les fléchissements. L'érecteur spinal est en l'occurrence particulièrement important. Les exercices décrits pages suivantes sont distincts, selon qu'ils font travailler les muscles profonds ou les muscles superficiels, de même que les muscles du dos. Vous pourrez ainsi entraîner toute la musculature abdominale et dorsale. Choisissez un exercice de chaque type et vous verrez les résultats sur votre ventre.

Les muscles abdominaux superficiels sont horizontaux, verticaux et disposés en diagonal.

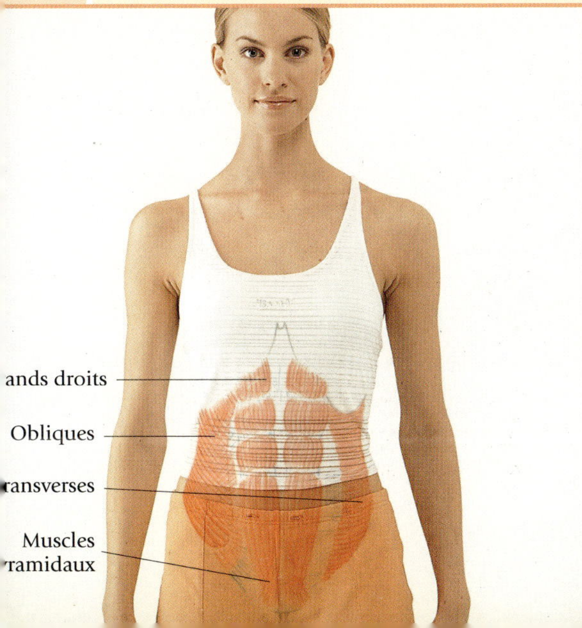

L'érecteur spinal correspond à l'ensemble des muscles qui président au redressement du tronc.

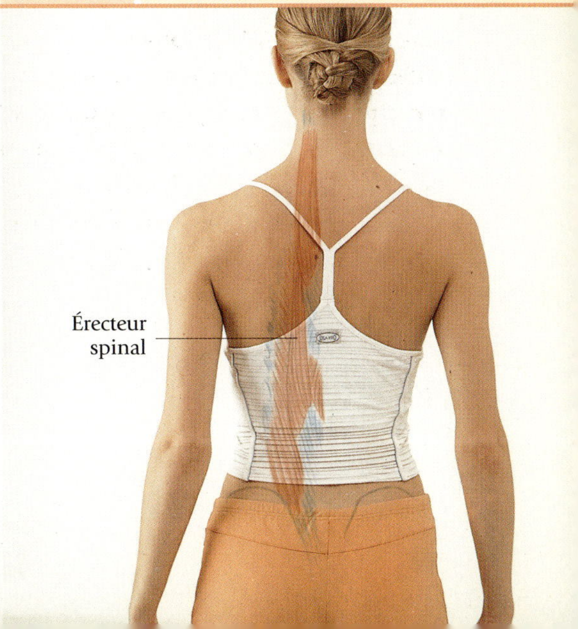

La musculature abdominale profonde

Les exercices suivants vous permettent de faire travailler les muscles abdominaux profonds ainsi que les transverses et en partie le plancher pelvien. Chacun d'eux stimule également les grands droits.

Crunch de la taille

Renforce les obliques et modèle la taille

- Allongez-vous sur un tapis de sol ou sur une grande serviette sur le côté droit, jambes légèrement fléchies. Tendez le bras gauche au-dessus du corps en direction des jambes. Placez le bras droit sous la tête, coude pointant vers l'avant. Si vous avez des problèmes de nuque, vous pouvez aussi disposer une serviette roulée entre la tête et le bras.

INFO

Bonus pour débutantes

Un corps qui n'est pas entraîné réagit particulièrement bien à l'entraînement, et les premiers kilos disparaissent rapidement. D'après les résultats d'études récentes, le corps s'habitue à l'entraînement au bout de dix à douze semaines. Pour être certaine de ne pas stagner, vérifiez au bout de trois mois si votre niveau d'entraînement est le bon.

1 12 à 15 fois de chaque côté

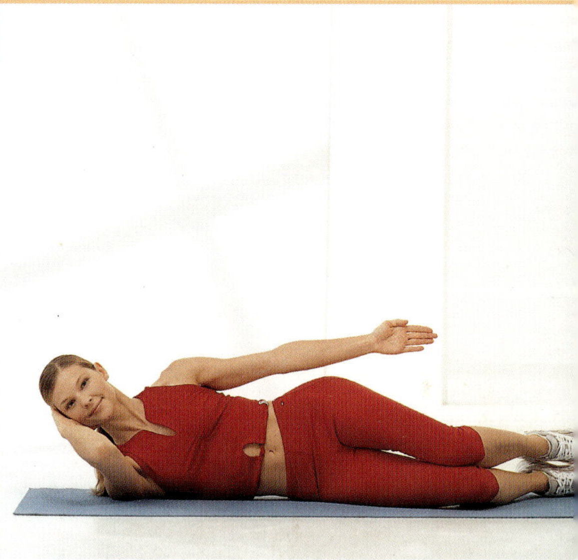

- *Niveau 1 :* Activez toute la musculature abdominale et essayez, en ayant recours aux obliques, de lever un tout petit peu le buste. Les jambes restent au sol. 1 Maintenez brièvement la posture, puis relâchez lentement mais pas complètement et recommencez.
- *Niveau 2 :* Adoptez la posture de départ en appuyant le bras gauche au sol devant le buste. Laissez le buste au sol et levez un peu les deux jambes au-dessus du sol 2 , puis relâchez, mais pas complètement.
- *Niveau 3 :* Combinez le niveau 1 et 2 : levez simultanément le buste et les jambes. Prenez appui sur votre bras gauche. Levez encore buste et jambes lentement 3 puis relâchez.

2 **12 à 15 fois de chaque côté**

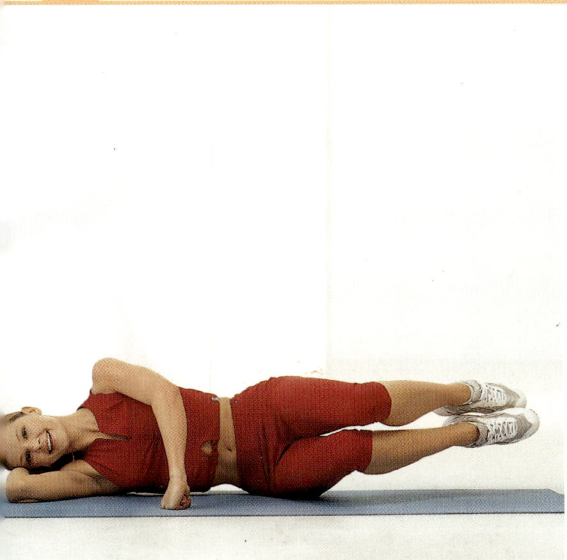

3 **12 à 15 fois de chaque côté**

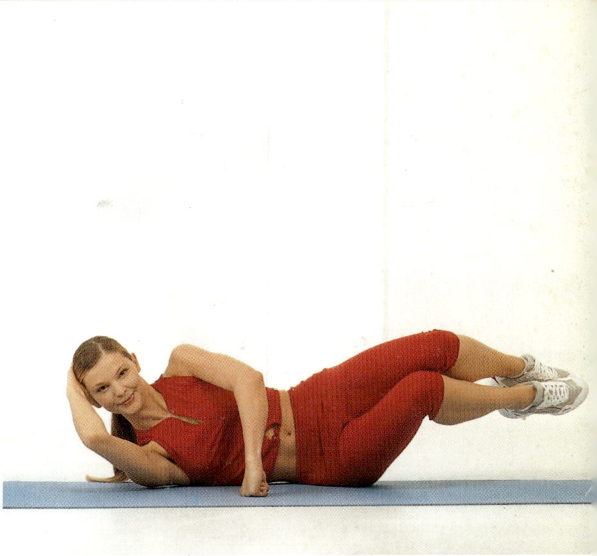

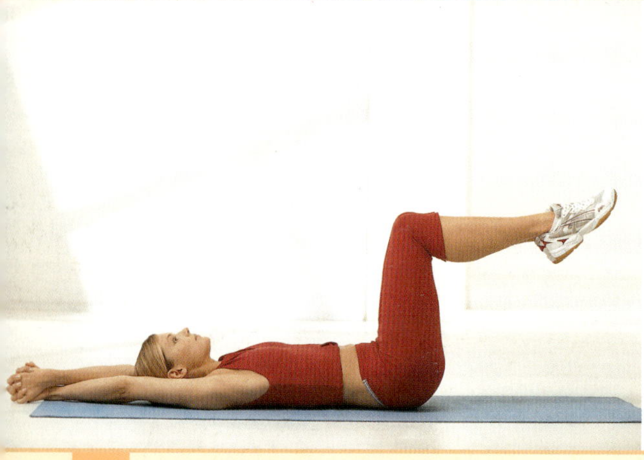

1

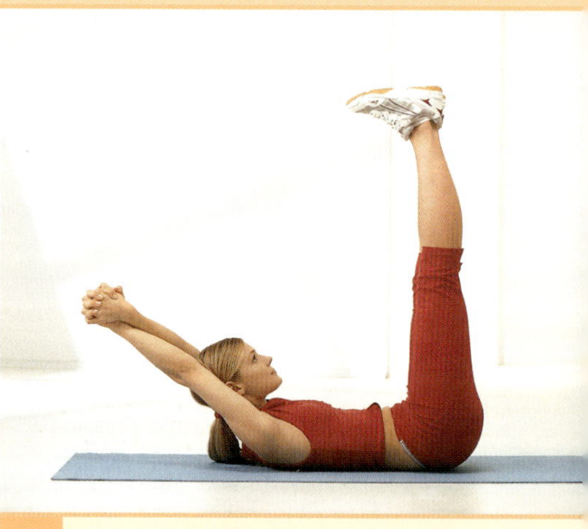

2 **15 à 20 fois**

Crunch de la jambe

Raffermit les muscles grands droits et transverses

- Allongez-vous sur le dos et posez les pieds à plat sur le sol. Contractez un peu le ventre et le plancher pelvien, puis étirez la colonne vertébrale. Imaginez que des fils sont fixés au sommet du crâne et au coccyx pour tirer la colonne vertébrale en directions inverses. Le regard tourné vers le plafond, tendez les bras derrière la tête et croisez les mains de sorte à pouvoir poser la tête sur les bras. Levez ensuite les jambes, les cuisses formant un angle droit avec le buste et les jambes parallèles au sol. 1
- *Niveau 1 :* Rentrez le ventre et remontez le nombril vers les côtes. Relâchez la tête et la nuque. La tête repose détendue sur les bras ; le menton et la poitrine sont séparés de la largeur d'un poing. Contractez plus fortement le plancher pelvien et les abdominaux de sorte que la tête et les épaules se détachent du sol. Maintenez la posture, levez simultanément les jambes et tendez-les. Les talons sont parallèles au plafond. Contractez davantage le buste et levez les fessiers avec la force du bas-ventre. 2 Maintenez brièvement la posture, puis relâchez les fessiers. Le buste reste relevé. Répétez le mouvement.

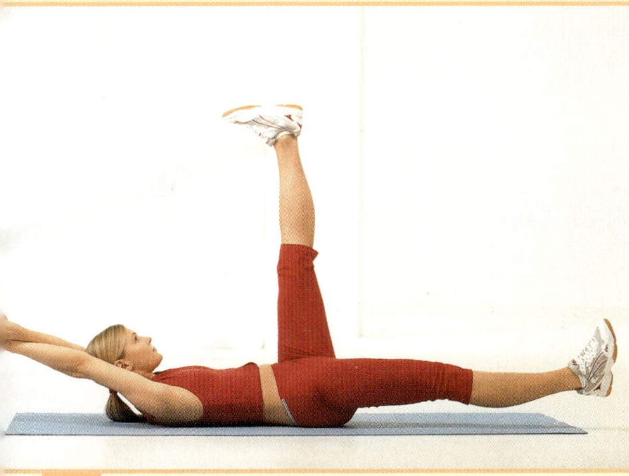

3 **15 à 20 fois**

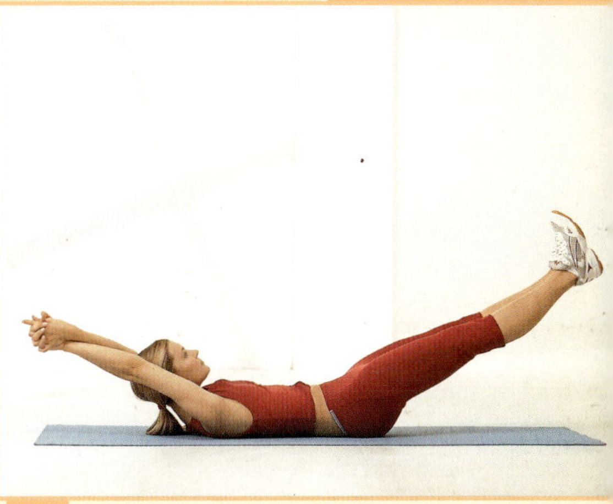

4 **15 à 20 fois**

- *Niveau 2 :* Levez le buste comme pour le niveau 1. Contractez les abdominaux et levez les jambes tendues vers le plafond. Tirez sur la pointe du pied droit et descendez lentement la jambe droite juste au-dessus du sol. 3 Relevez-la ensuite en contrôlant le mouvement. Changez de jambe après 15 à 20 répétitions.

- *Niveau 3 :* Levez le buste comme pour le niveau 1 et levez les jambes tendues vers le plafond. Les jambes et le buste doivent former un angle de 90 ° ou plus. Abaissez ensuite lentement les deux jambes juste au-dessus du sol en inspirant. Puis relevez-les sans à-coup en expirant. 4

Respectez votre rythme !

IMPORTANT !

C'est seulement quand vous maîtriserez parfaitement l'exercice de niveau 2 que vous pourrez réaliser les répétitions de l'exercice de niveau 3 ! Les mouvements incontrôlés ou négligés pourraient sinon vous occasionner des problèmes de dos. Laissez-vous du temps dans la réalisation des mouvements et n'hésitez pas à revenir au niveau précédent si vous avez le sentiment que l'exercice est encore trop difficile pour vous.

Bascule

Active les muscles transverses et les grands droits de la région supérieure et inférieure. Maintenez la posture finale pendant 20 à 30 secondes.

- Asseyez-vous et posez les pieds à plat sur le sol. Imaginez que vous êtes un arbre dont le houppier – le sommet de votre crâne – veut se développer vers le haut et s'étire vers le ciel, tandis que les racines – vos pieds – s'ancrent fermement dans le sol, enfonçant le coccyx dans la terre. Redressez la colonne vertébrale et contractez les muscles du dos, les abdominaux et le plancher pelvien. Les bras sont légèrement fléchis et les mains reposent au creux du genou. [1]
- *Niveau 1 :* Maintenez surtout le dos bien droit, la tête est dans le prolongement de la colonne vertébrale, puis reportez le poids du corps prudemment vers l'arrière. Poursuivez la bascule jusqu'à ce que les pieds décollent du sol. [2] Respirez régulièrement sans retenir d'air dans les poumons !
- *Niveau 2 :* Répétez l'exercice comme au niveau 1. Les mains sont maintenant

1

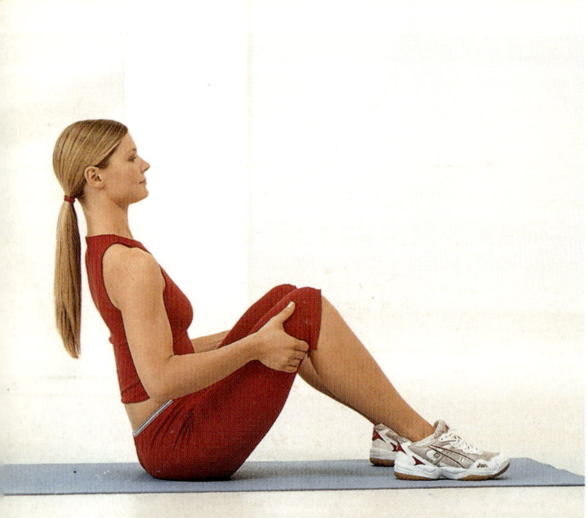

2 **3 fois**

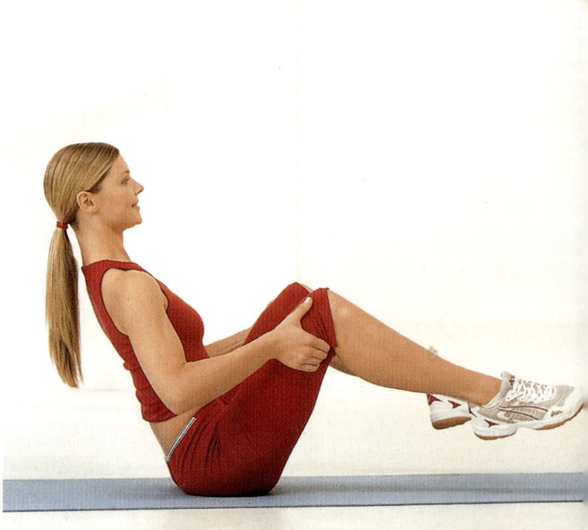

posées sur les genoux et non plus dessous. Reportez le poids du corps vers l'arrière jusqu'à ce que les jambes soient parallèles au sol. 3 Maintenez la posture quelques secondes tout en respirant régulièrement.

- *Niveau 3 :* Reportez le poids du corps vers l'arrière comme pour le niveau 2. Maintenez le dos bien droit et poursuivez la bascule jusqu'à ce que les pieds décollent du sol. Saisissez les chevilles des deux mains, puis tendez lentement jambes et bras. 4 Faites un léger mouvement de bascule, maintenez la posture pendant 10 à 20 secondes et relâchez.

CONSEIL

Plus facile ainsi

Si vous ne parvenez pas à tendre les jambes lors du crunch des jambes ou de la bascule, effectuez impérativement l'exercice de niveau 1, puis intégrez à votre programme d'entraînement des exercices de stretching des jambes. Ces derniers vous permettront de retrouver une certaine souplesse et vous pourrez bientôt faire les précédents exercices normalement.

3 3 fois

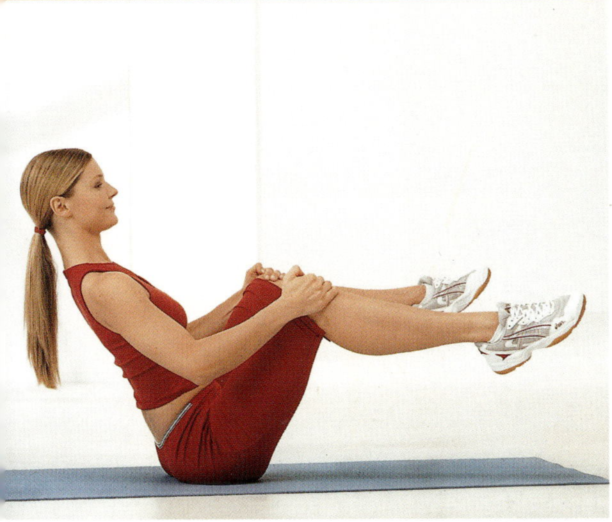

4 3 fois

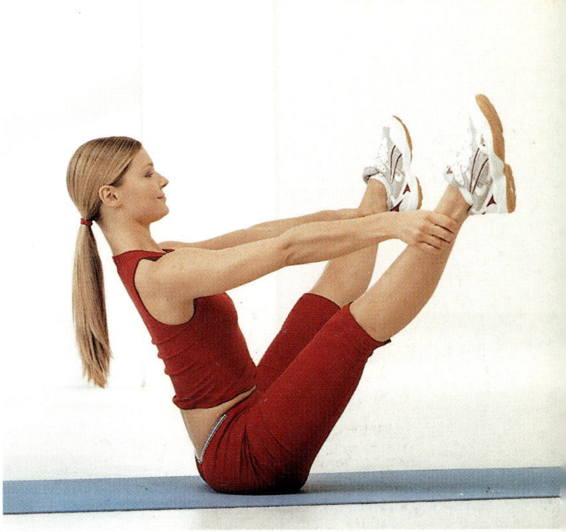

La musculature abdominale superficielle

Les exercices suivants sont destinés à affiner vos formes, faisant ainsi travailler les muscles grands droits qui s'étendent depuis les côtes jusqu'au bassin sur toutes les autres couches musculaires. Les crunches classiques ne font travailler que la partie supérieure des abdominaux, tandis que ceux qui suivent sont conçus pour éviter l'atrophie des muscles inférieurs.

Crunch basic

Fait travailler les grands droits.

- Allongez-vous sur le dos. Écartez les jambes de plus de la largeur des hanches, talons au sol. Contractez les abdominaux, le plancher pelvien et le dos. Ce faisant, étirez la colonne vertébrale. Placez les mains à hauteur de la tête, bras écartés. Le regard est tourné vers le plafond.
- *Niveau 1 :* Contractez davantage les abdominaux de sorte que la tête et les épaules décollent du sol. Rentrez bien le ventre. Une distance de la largeur du poing sépare le menton de la poitrine. Essayez d'inspirer en contractant les muscles. 1 Ensuite relâchez, sans reposer la tête au sol.
- *Niveau 2 :* Renforcez le travail des grands droits en accentuant le principe du levier. En position de départ, tendez les bras au-dessus de la tête et croisez les mains. Posez la tête sur les bras et contractez les abdominaux comme précédemment décrit de sorte que la tête et les épaules décollent du sol. 2 Ensuite relâchez, sans poser la tête au sol.
- *Niveau 3 :* Activez maintenant les abdominaux inférieurs. Tendez les bras comme décrit pour le niveau 2 et lors de la position de départ, levez les jambes, de sorte qu'elles soient parallèles au sol et forment un angle droit avec les cuisses. Contractez les abdominaux 3, puis relâchez.

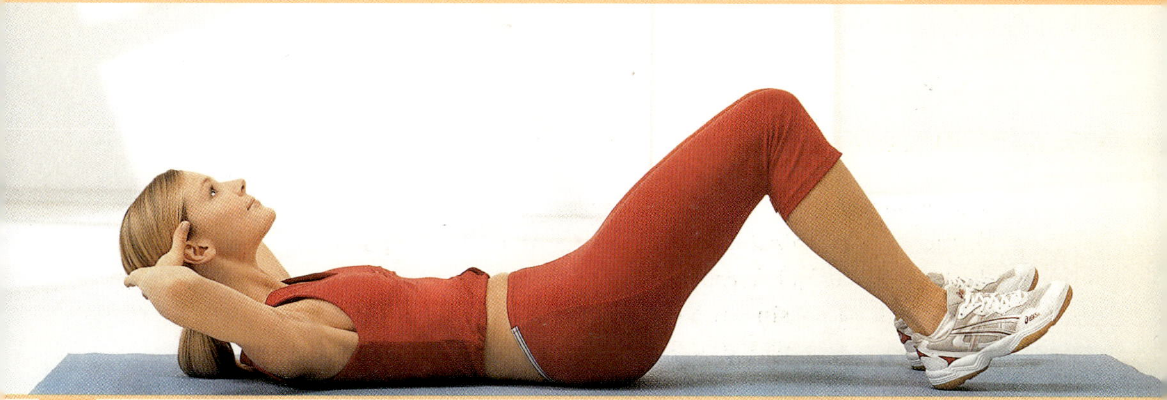

1 30 à 40 fois

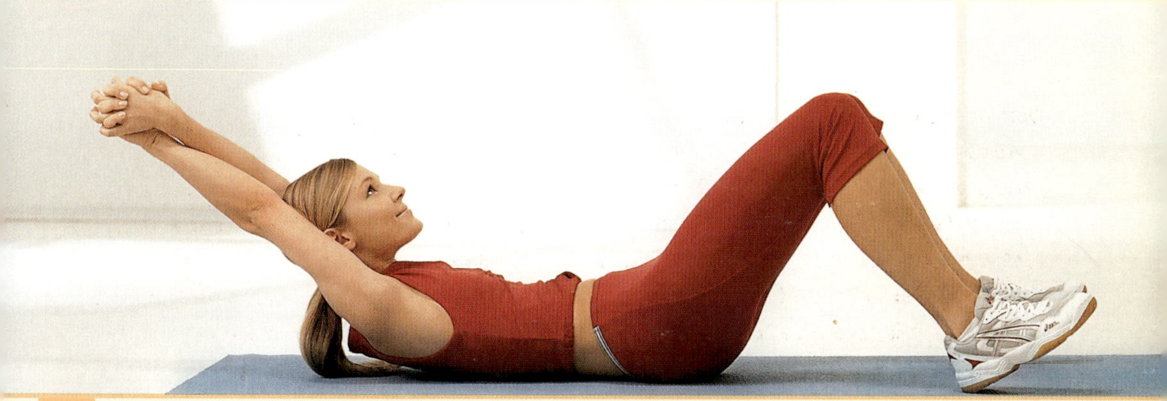

2 30 à 40 fois

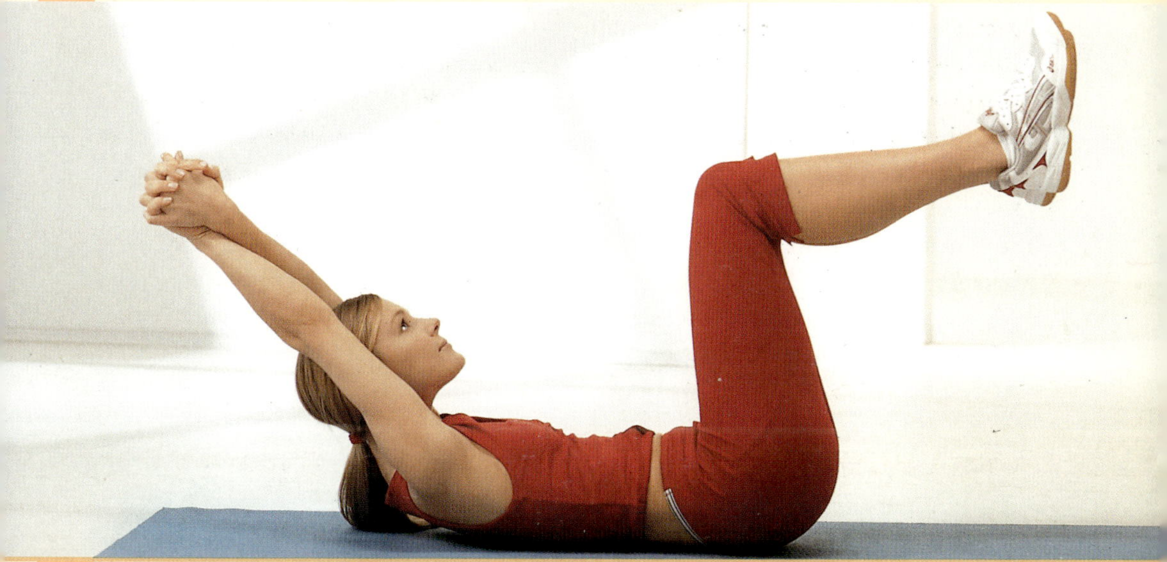

3 30 à 40 fois

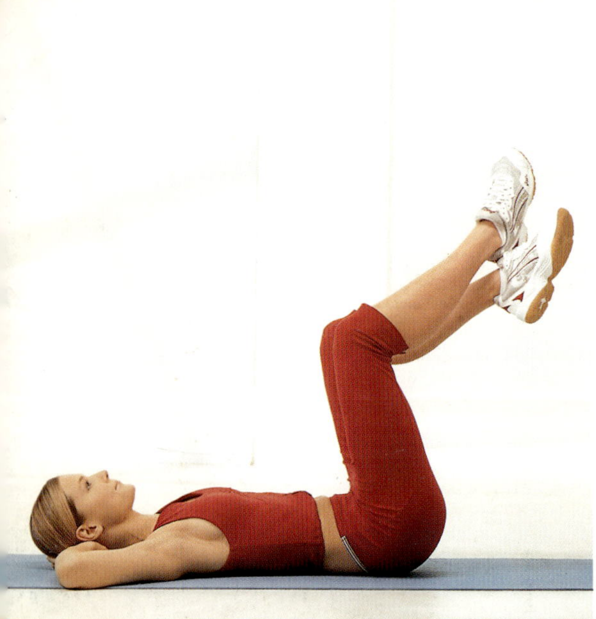

1

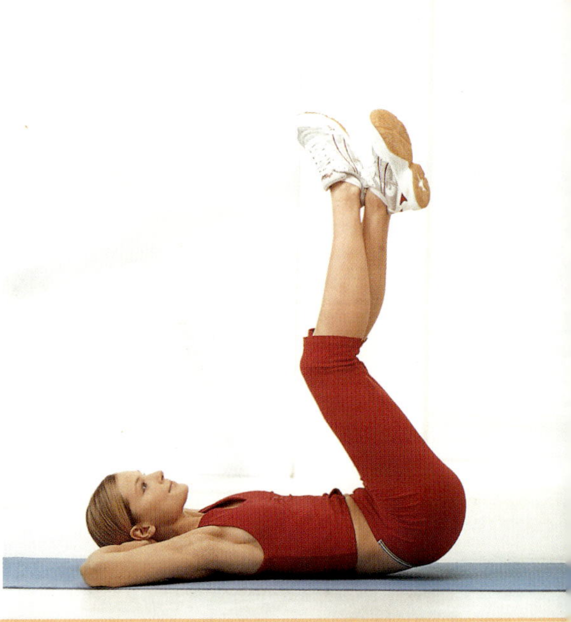

2 15 à 20 fois

Crunch inversé

Renforce la zone inférieure des grands droits

- Allongez-vous sur le dos. Croisez les mains derrière la tête. Relâchez les épaules et orientez le regard vers le plafond. Contractez légèrement les abdominaux. Posez les pieds à plat au sol. Levez ensuite les jambes l'une après l'autre. Les pieds sont croisés et les genoux se situent à la hauteur du nombril. 1
- *Niveau 1 :* Laissez le buste reposer calmement et levez lentement le bassin de quelques centimètres au-dessus du sol. 2 Les jambes restent légèrement fléchies. Puis abaissez le bassin sans le poser complètement. Veillez à effectuer un mouvement lent et fluide.
- *Niveau 2 :* Adoptez la position de départ précédemment décrite. Contractez les abdominaux et levez le bassin de quelques centimètres au-dessus du sol. Dans cette posture, tournez un genou puis l'autre vers la droite et vers la gauche tout en bougeant le bassin. Laissez le buste reposer au sol, les bras et les épaules sont détendus. 3

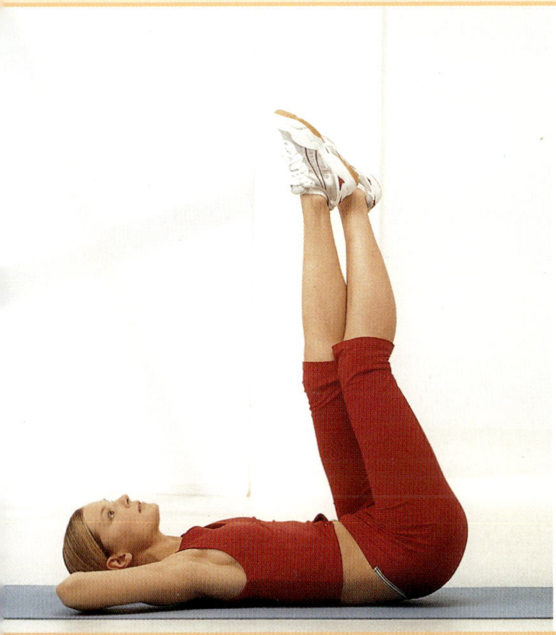

3 **15 à 20 fois**

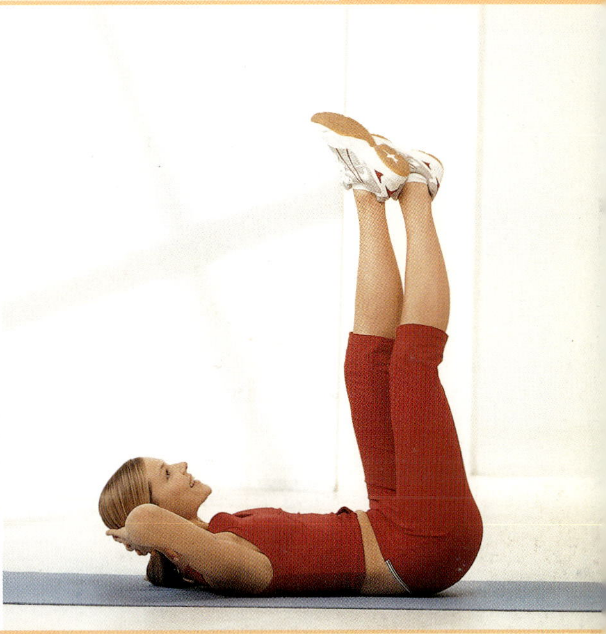

4 **15 à 20 fois**

- *Niveau 3 :* Adoptez la position de départ. Les mains sont sous la tête et les bras écartés. Décollez ensuite le bassin de quelques centimètres tout en contractant aussi la zone supérieure des abdominaux et en levant le buste. Effectuez ensuite de petites rotations vers la gauche et la droite avec les genoux. Maintenez la tension du buste et continuez de respirer régulièrement. 4

Important : Pendant l'exercice, modifiez le croisement des jambes plusieurs fois afin de faire travailler de manière équilibrée tous les muscles concernés.

Les abdominaux vous font bâiller ?

INFO

Ce phénomène ne résulte certainement pas du fait que vous n'êtes pas assez sollicitée. Sachez que lors des exercices abdominaux en position couchée, la respiration profonde est souvent négligée provoquant une carence en oxygène. Votre corps essaye donc de vous inciter à respirer plus profondément, ce qu'il réussit en vous poussant à bâiller.

Crunch diagonal

Fait travailler les muscles grands droits, les obliques et les transverses.

- Allongez-vous sur le dos. Posez d'abord les pieds à plat au sol. Contrôlez le placement de votre colonne vertébrale et étirez-la volontairement. Rentrez le ventre et remontez le nombril vers les côtes. Placez les mains sous la tête, bras écartés. Activez les abdominaux et le plancher pelvien pour lever les jambes de sorte qu'elles soient parallèles au sol, formant un angle droit avec les cuisses. Les pieds sont détendus.
- *Niveau 1 :* Tendez le bras droit au-dessus du sol. Contractez davantage les abdominaux pour décoller la tête et le buste. Contractez encore et levez lentement l'épaule gauche en direction du genou droit, sans contraindre le coude. 1 Relâchez la tension sans reposer le buste complètement au sol.
- *Niveau 2 :* Tendez le bras droit comme pour le niveau 1. Levez de nouveau le buste en contractant légèrement les abdominaux. Puis guidez l'épaule gauche vers le genou droit tout en tendant la jambe gauche en diagonal vers le haut. 2 Relâchez, fléchissez la jambe gauche, mais ne relâchez pas complètement le buste.
- *Niveau 3 :* Tendez le bras droit sur le côté et posez-le au sol. Levez légèrement le buste. Guidez l'épaule gauche ver le genou droit sans contraindre le coude. Tendez simultanément la jambe gauche en diagonal vers le haut. Quand le buste est parvenu à se lever au maximum et que les lombaires sont encore complètement plaquées au sol, abaissez la jambe gauche juste au-dessus du sol. 3 Relevez ensuite doucement la jambe et fléchissez-la, relâchez la tension du buste, mais ne reposez pas complètement l'épaule gauche au sol.

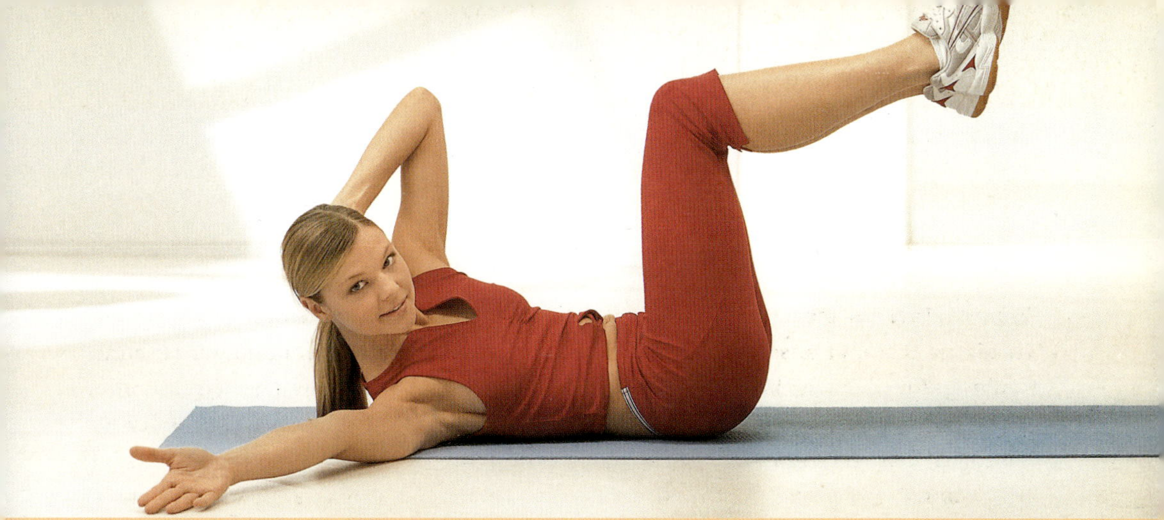

1 30 à 40 fois de chaque côté

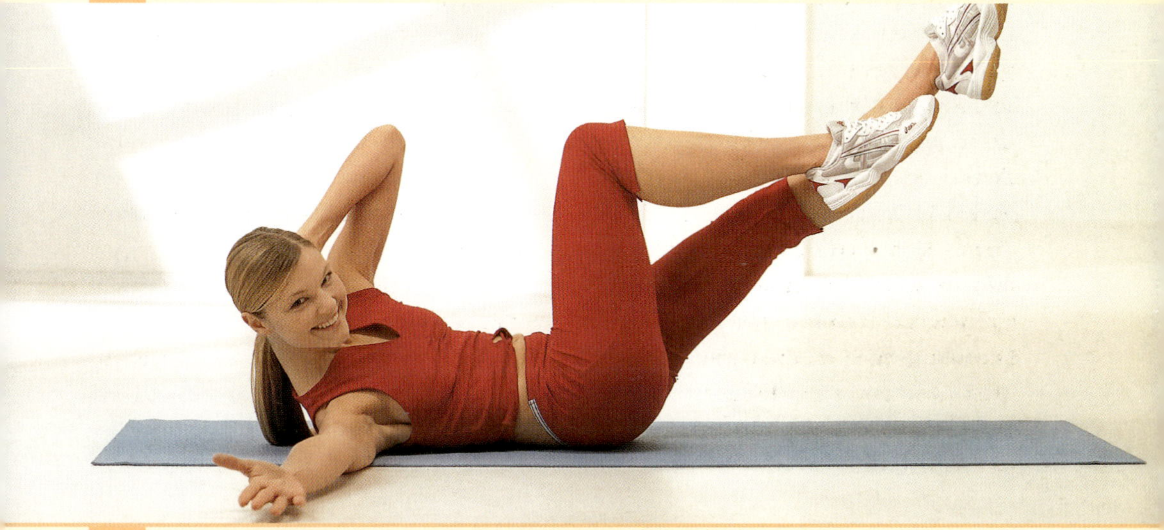

2 30 à 40 fois de chaque côté

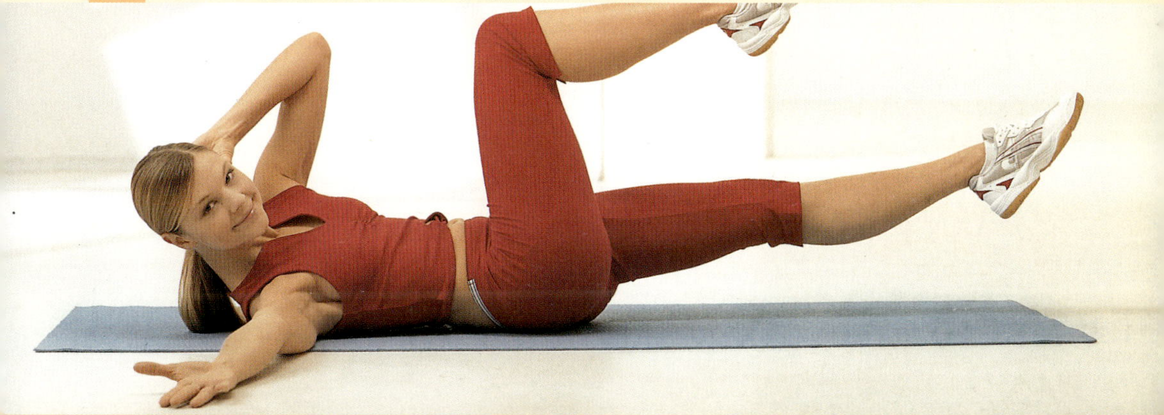

3 30 à 40 fois de chaque côté

Mouvements combinés du ventre et du dos

Pour avoir un ventre vraiment plat et ferme, il faut faire travailler de la même manière le ventre et le dos. Ces mouvements combinés vous permettent d'activer simultanément les muscles puissants de la partie abdominale et ceux de l'érecteur spinal.

Planche

Renforce les muscles de l'érecteur spinal et les abdominaux.

- Adoptez la position quadrupède. Posez les avant-bras au sol et écartez-les de la largeur des épaules ; ils forment un angle droit avec les bras. Les doigts sont orientés vers l'avant. Activez les muscles des épaules pour vous étirer vers le haut. Placez les genoux à la hauteur des articulations de la hanche et maintenez la tête dans le prolongement de la colonne vertébrale ; le regard est orienté vers le sol. Activez les abdominaux de sorte que le dos soit bien droit. Les pieds sont placés pointes au sol. 1
- *Niveau 1 :* Écartez les pieds de la largeur des hanches puis étendez les jambes l'une après l'autre. Le buste et les jambes sont alignés. 2 Orientez le regard vers le sol et maintenez la posture 30 à 45 secondes tout en continuant de respirer. Posez de nouveau les genoux au sol et faites la pause la pause 10 secondes.
- *Niveau 2 :* Adoptez la position du niveau 1. Repoussez l'ensemble du corps vers l'avant en étirant les pieds. Imaginez qu'un plafond de béton se trouve juste au-dessus de vous ; vous ne pouvez donc vous dérober par le haut. Le mouvement est initié par la cheville et le corps reste stable. 3 Revenez ensuite en position de départ.
- *Niveau 3 :* Effectuez le même mouvement que pour le niveau 2, mais décollez cette fois-ci la jambe droite de 10 cm au-dessus du sol. Veillez à bien maintenir les hanches. La pointe de pied de la jambe levée est tournée vers le sol. 4 Travaillez sans à-coups et uniquement en ayant recours à la force des muscles des jambes et des fessiers. Le mouvement doit être régulier. Reposez doucement le pied. Recommencez le mouvement en levant la jambe gauche. Vous renforcez ainsi l'intensité de l'effort et stimulez les transverses.

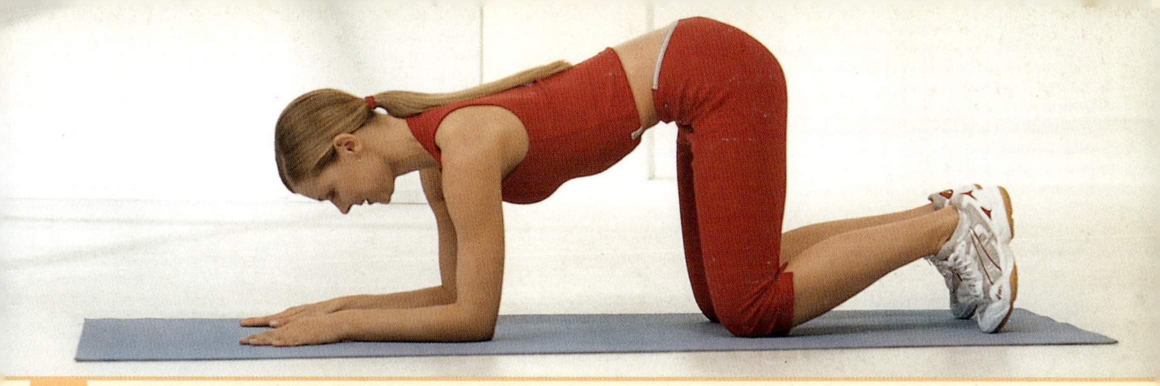

1

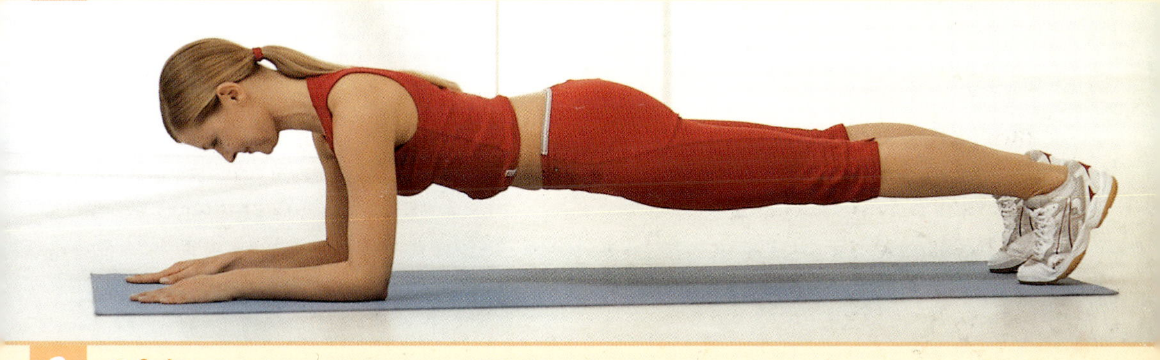

2 3 fois

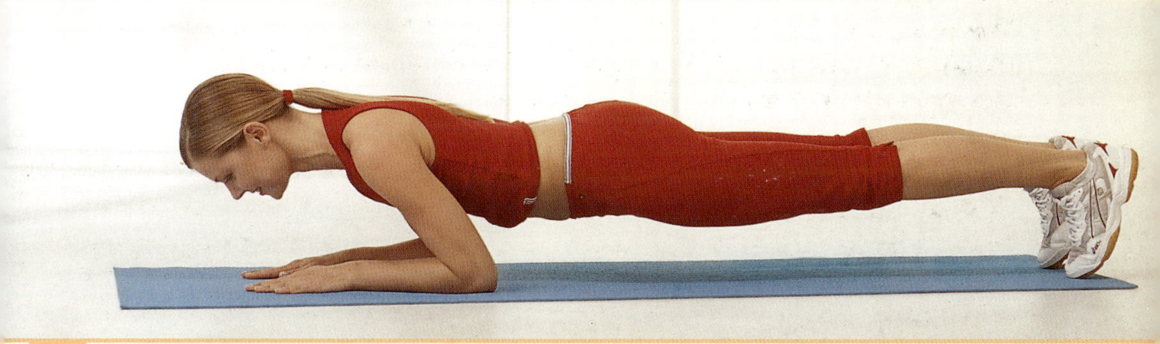

3 20 à 25 fois

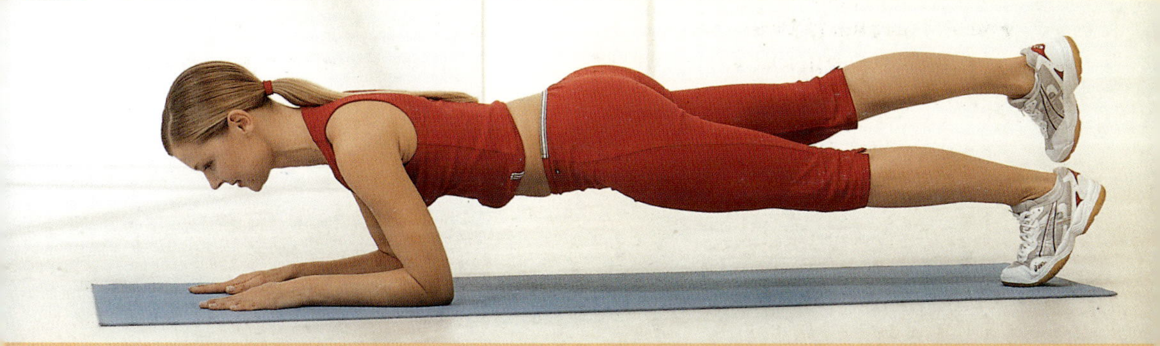

4 20 à 25 fois avec chaque jambe

Planche de côté

Renforce les abdominaux profonds, l'érecteur spinal et les muscles des épaules.

- Allongez-vous sur le côté en fléchissant légèrement les jambes. Prenez appui sur l'avant-bras droit en faisant travailler l'articulation de l'épaule pour vous élever. Vous pouvez vous stabiliser avec la main gauche posée devant vous. Maintenez la tête dans le prolongement de la colonne vertébrale et activez les abdominaux.
- *Niveau 1 :* À partir de cette position renforcez la contraction abdominale et levez lentement les hanches jusqu'à ce que les cuisses soient dans le prolongement du buste. 1 Maintenez la posture 15 à 20 secondes, puis relâchez.
- *Niveau 2 :* En adoptant la position de départ, activez les abdominaux et les muscles du dos. Posez la main gauche sur la tête. Levez lentement le bassin jusqu'à ce que les cuisses et le buste soient alignés. 2 Maintenez la posture 20 secondes, puis relâchez lentement.
- *Niveau 3 :* Tendez les jambes et prenez de nouveau appui sur l'avant-bras. La main gauche est sur la tête. Contractez les épaules, les abdominaux et les muscles du dos jusqu'à ce que les jambes et le buste soient alignés. 3 Maintenez la posture 25 à 30 secondes, puis relâchez lentement.

INFO

Une forte envie de sucré ?

Si vous avez régulièrement une irrésistible envie de sucré, elle est peut-être liée à votre taux de glycémie. Si vous vous nourrissez d'aliments qui peuvent apporter rapidement de l'énergie à votre corps : pas seulement des sucreries, mais également des pommes de terre ou des produits à base de farine blanche, le taux de glycémie chute rapidement après et le corps réclame encore. Les aliments qui rassasient plus longtemps et contiennent des sucres lents, notamment des produits complets, des légumes, de la volaille et des légumineuses permettent d'éviter ce genre de fringales.

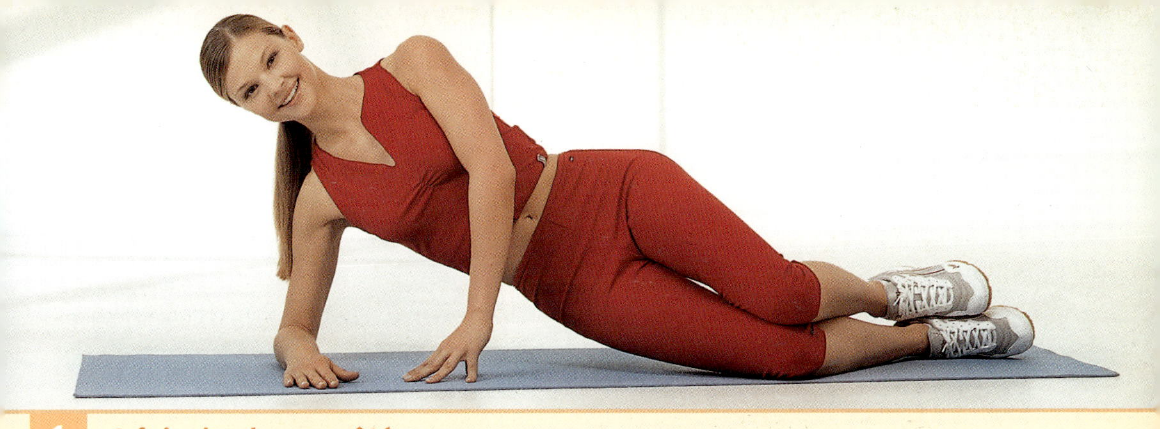

1 2 fois de chaque côté

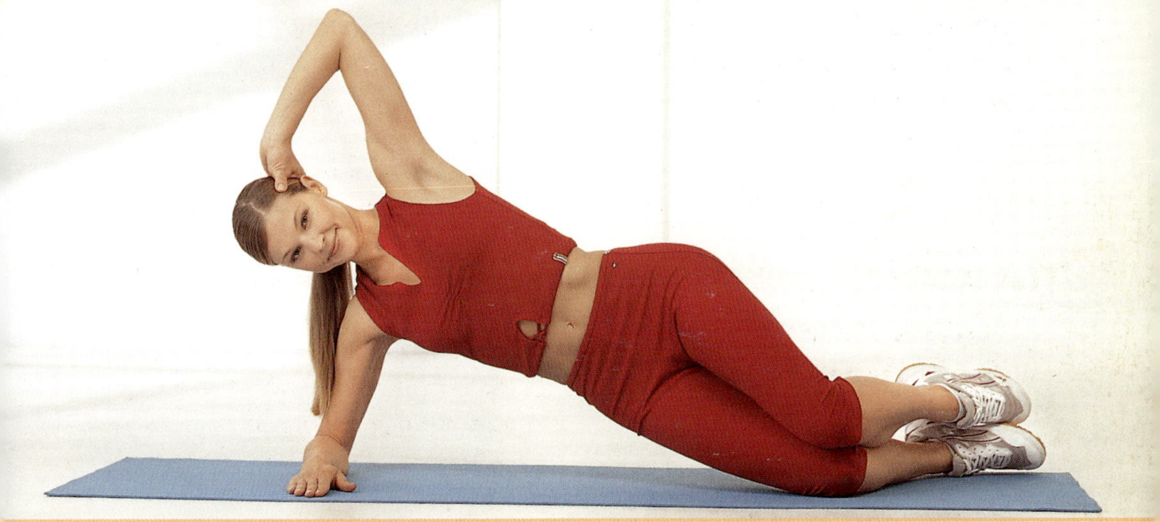

2 2 fois de chaque côté

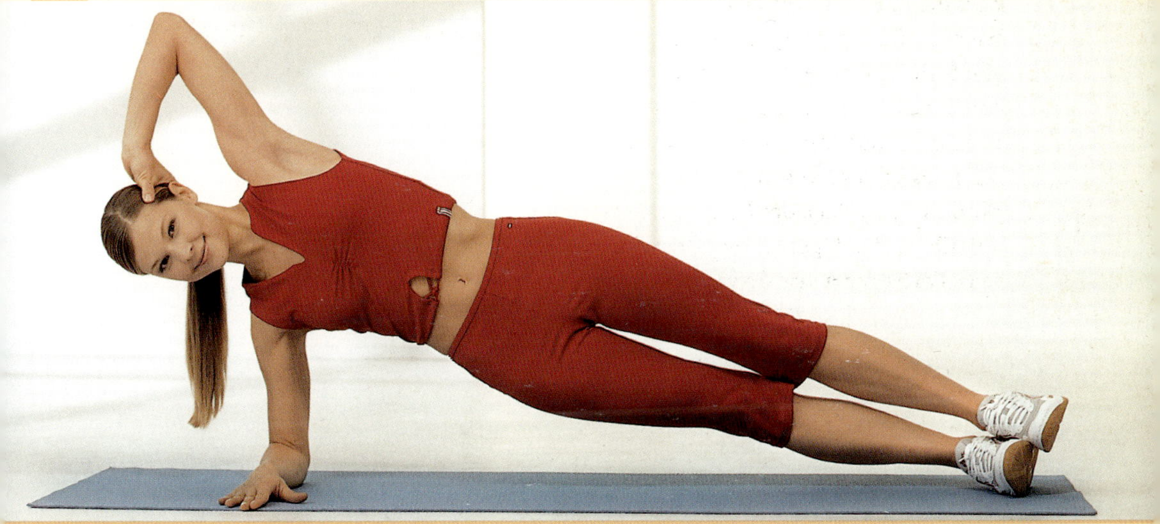

3 2 fois de chaque côté

Le stretching pour une taille fine

Chacun des exercices précédents met les muscles sous tension. Tout mouvement et toute tension raccourcissent le muscle, de sorte que les fibres se superposent. En outre, les fibres ne reviennent pas toutes seules en position de départ ; une tension subsiste dans le muscle. Pour la dénouer et rallonger le muscle, il est nécessaire de faire quelques exercices de stretching. Les abdominaux sont en l'occurrence particulièrement concernés. Ils peuvent ainsi reprendre une forme correcte et garantir une tenue bien droite.

Stretch doux

- Allongez-vous sur le dos. Tendez bras et jambes et étirez-vous de tout votre long. 1 Maintenez l'étirement, puis relâchez lentement.

Stretch twist

- Allongez-vous sur le dos. Posez les pieds à plat au sol, tout en maintenant les jambes serrées. Tendez les bras sur le côté, les épaules et les paumes des mains sont à plat au sol.
- Effectuez une rotation lente des jambes vers la gauche et tournez prudemment la tête vers la droite. Essayez de maintenir les deux épaules au sol. 2 Relâchez lentement l'étirement et répétez l'exercice de l'autre côté.

1 **30 secondes**

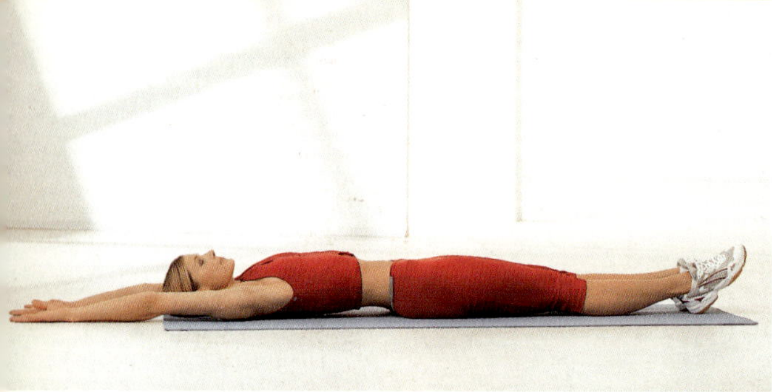

2 **30 secondes de chaque côté**

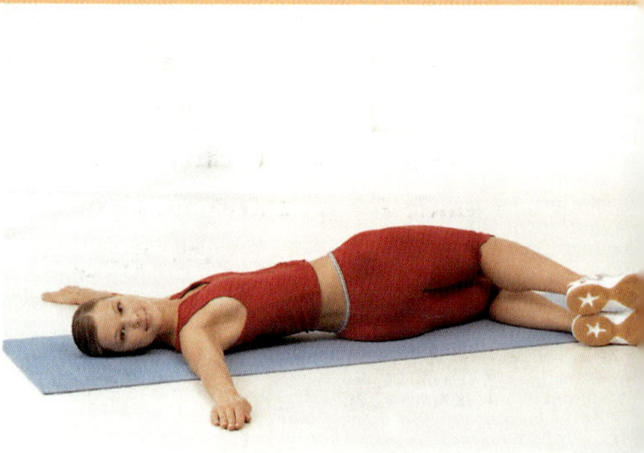

Stretch du dos

- Allongez-vous sur le ventre. Posez les mains de chaque côté du buste, les doigts orientés vers l'avant.
- Contractez les muscles du dos, puis levez et redressez légèrement le buste. Renforcez le mouvement en faisant pression sur les mains. Rentrez légèrement la tête dans les épaules et laissez les bras fléchis. 3 Relâchez lentement.

Stretch en arrière

- Agenouillez-vous, pointe des pieds au sol. Attrapez vos talons des deux mains. Appliquez vos doigts sur la plante des pieds, puis basculez le bassin vers l'avant lentement de manière contrôlée.
- Rentrez simultanément la tête dans les épaules et ouvrez un peu la bouche. 4 Relâchez lentement.

Stretch de côté

- Tenez-vous debout et croisez la jambe droite devant la jambe gauche. Contractez légèrement le ventre, croisez les bras et tendez-les vers le haut. Stabilisez les hanches et penchez le buste lentement vers la gauche jusqu'à ce que vous ressentiez un agréable étirement du côté droit. 5 Relâchez et répétez le mouvement de l'autre côté.

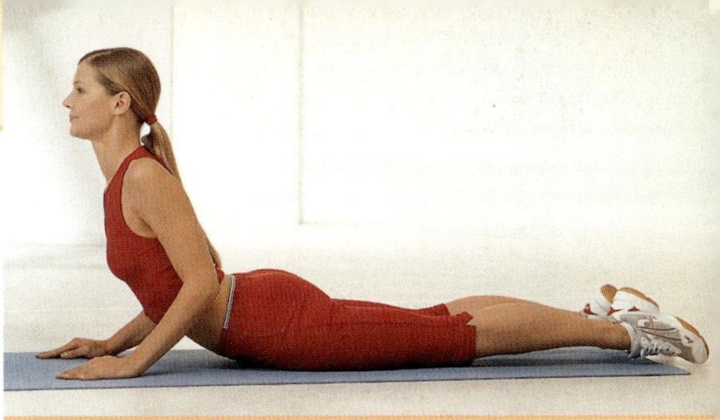

3 30 secondes

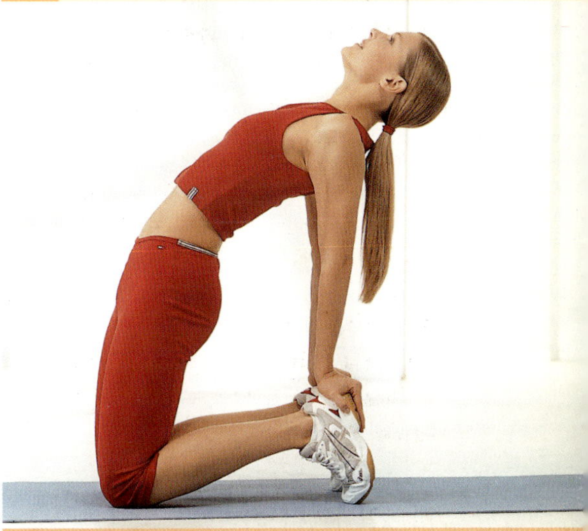

4 30 secondes

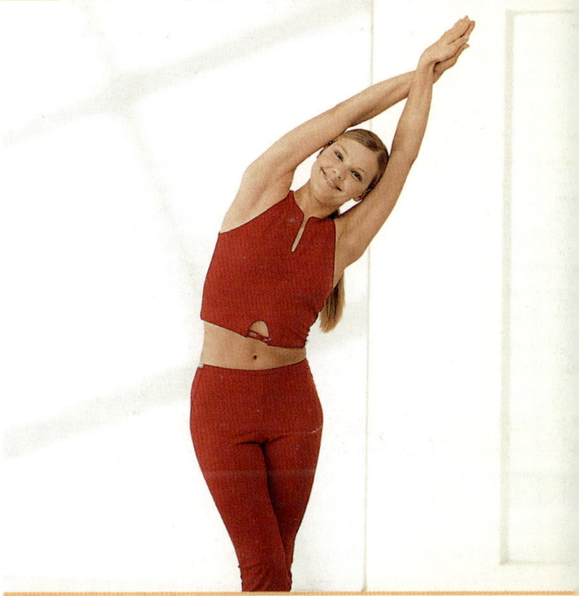

5 30 secondes de chaque côté

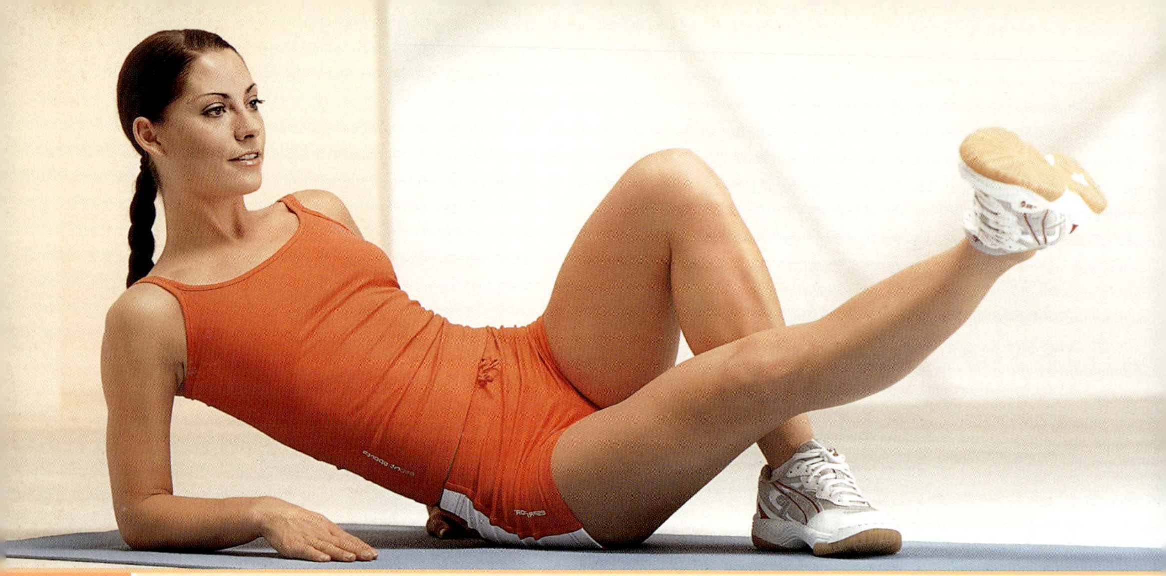

Des jambes fermes

Les exercices suivants vous permettent de faire travailler les cuisses et les mollets et de leur conférer ainsi un bel aspect – un bon moyen de laisser de côté la culotte de cheval.

Un travail en équipe

Quatre muscles à l'avant et deux à l'arrière fonctionnent ensemble, car les muscles des cuisses travaillent toujours en équipe. Le muscle postérieur de la cuisse, le *biceps fémoral*, comprend deux corps musculaires qui viennent se rejoindre à la hauteur du péroné, en dessous de l'articulation du genou. Le premier corps préside au mouvement qui consiste à ramener la jambe et à la rotation externe de la cuisse, tandis que le second est chargé de la rotation interne de la hanche. En outre, le biceps fémoral peut fléchir l'articulation du genou et tourner la jambe vers l'extérieur lorsqu'elle est fléchie. Il accompagne également la rotation externe des muscles fessiers. Le muscle *semi-tendineux*, quant à lui, participe au mouvement qui ramène la cuisse.
Les mouvements d'étirement sont gérés par le *quadriceps fémoral*, le muscle antérieur de la cuisse. Trois de ses corps musculaires partent de l'os de la cuisse et tendent le genou. Seulement une partie de celui-ci est

rattachée au bassin et participe au fléchissement de l'articulation de la hanche. Avec les muscles fessiers, le quadriceps fémoral préside à tous les mouvements de rotation de la jambe.

Le muscle du mollet, le *gastrocnémien*, provient de deux corps musculaires à la hauteur de l'articulation du genou et se prolonge jusqu'au talon. Avec le *jambier antérieur*, il est chargé des mouvements consistant à ramener et à tendre le pied. Le grand psoas permet de lever la jambe et comprend lui aussi deux corps musculaires. L'un d'eux, qu'on appelle *iliopsoas*, relie la face interne du bassin à la face interne de la cuisse et travaille très étroitement avec les muscles abdominaux. L'autre, le *tenseur du facia-lata* préside au fléchissement de la hanche et au mouvement qui consiste à lever le genou. Il s'étend de la face antérieure du bassin jusqu'à la cuisse. Vous constaterez donc qu'il est difficile d'isoler ces différentes parties musculaires. Il en va de même pour chacun des exercices consistant à faire travailler le ventre, les jambes et les fessiers : vous n'activez jamais une seule partie musculaire, mais toujours plusieurs à la fois.

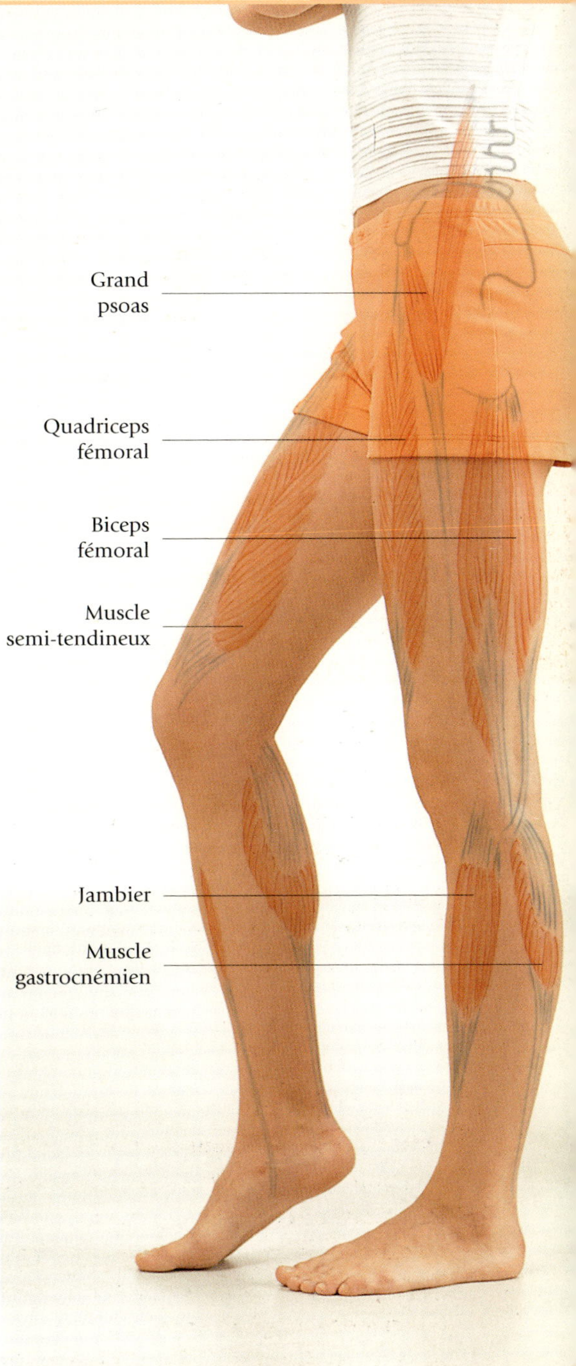

Les principaux muscles de la face antérieure et postérieure de la cuisse et de la jambe.

Fente

Pour les cuisses et les fessiers.

- Tenez-vous debout. Posez les mains sur les hanches et maintenez la tête dans le prolongement des cervicales. Redressez le dos et étirez la colonne vertébrale. Contractez les muscles du dos et les abdominaux et faites une fente, jambe droite en avant. Veillez à maintenir le buste bien droit et à maintenir le poids du corps au centre. Décollez le talon gauche, la jambe gauche est légèrement fléchie. La jambe avant est également fléchie au minimum. La pointe des deux pieds est orientée vers l'avant. 1

INFO

Le bon choix du niveau

Le bon choix du niveau est déterminant pour la réussite de l'entraînement. C'est seulement si vous faites travailler vos muscles jusqu'à l'épuisement que vous risquez de constater une augmentation du volume des muscles. Effectuez d'abord le nombre de répétitions indiqué pour les niveaux 1, 2 et 3. Si vous y parvenez, vous pourrez en effectuer davantage.

- *Niveau 1 :* Accusez le fléchissement de la jambe droite en laissant le poids du corps basculer sans le stabiliser. Le genou droit doit se situer à la hauteur du milieu du pied. Maintenez le buste droit. 2 Augmentez la tension des jambes et des fessiers, et remontez lentement le buste.
- *Niveau 2 :* Effectuez l'exercice comme pour le niveau 1. Pour intensifier l'effort, servez-vous d'un petit banc ou d'un step que vous glissez sur le pied droit. Fléchissez la jambe droite jusqu'à ce que la cuisse et la jambe forment un angle à 90°. 3
- *Niveau 3 :* L'exercice sera encore plus soutenu si vous utilisez des poids : disposez un petit banc ou un step sous le pied droit comme pour le niveau 2, prenez un haltère dans chaque main et laissez les bras pendre sans efforts pendant toute la durée de l'exercice. 4

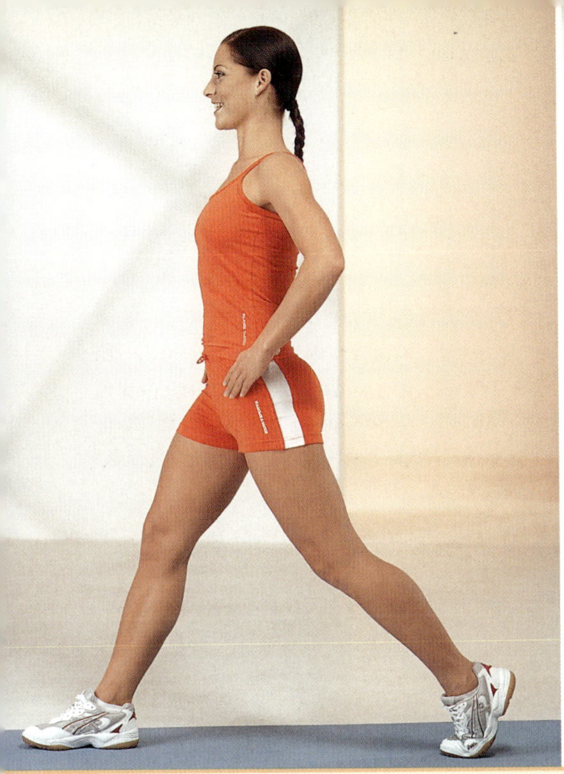

1

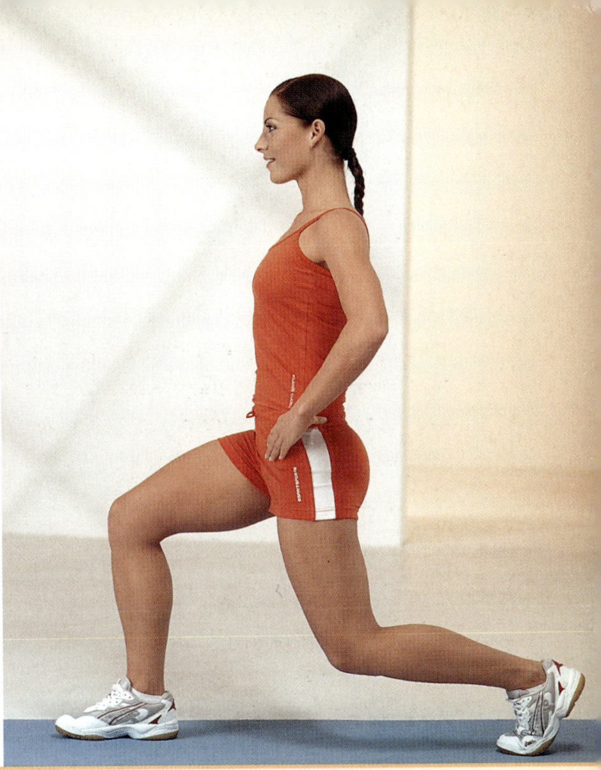

2 20 à 25 fois de chaque côté

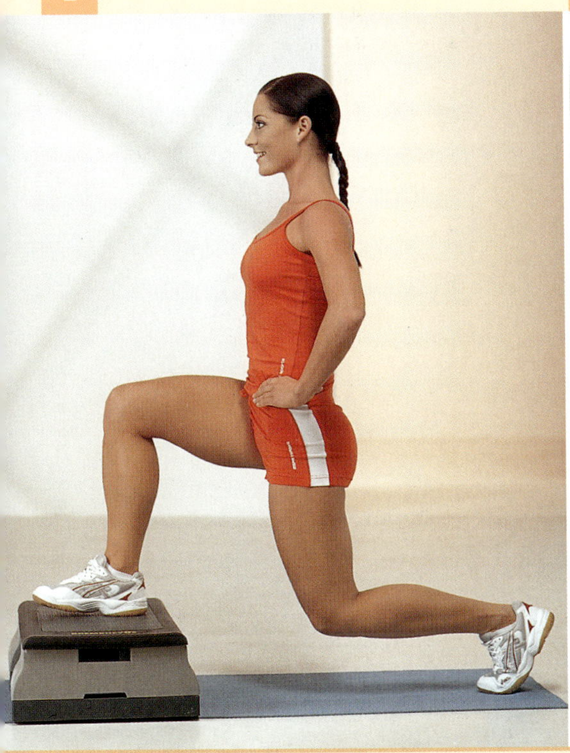

3 20 à 25 fois de chaque côté

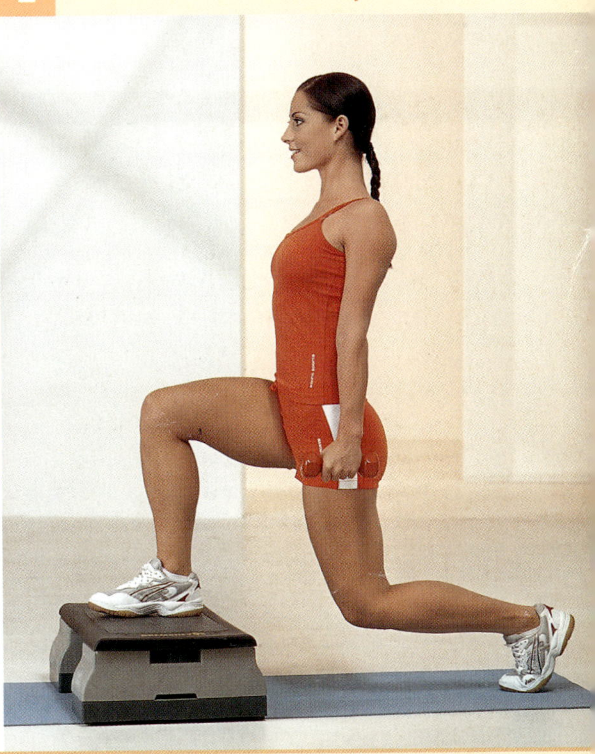

4 20 à 25 fois de chaque côté

Lever de jambe

Raffermit et modèle la face externe des cuisses.

- Allongez-vous sur le côté droit. Fléchissez les jambes de sorte que les cuisses forment un angle à 90° aussi bien avec les jambes qu'avec le buste. Appuyez votre tête sur l'avant-bras droit et placez la main gauche devant vous. Contractez légèrement les muscles du dos et les abdominaux et gardez le dos bien droit. Remontez le nombril jusqu'aux côtes.
- *Niveau 1 :* Contractez légèrement les muscles de la cuisse gauche. En vous aidant des muscles de la cuisse, levez un peu la jambe gauche. Veillez à ne pas modifier l'angle droit entre les jambes et les cuisses ! La pointe du pied gauche est orientée vers l'avant pendant tout l'exercice. Stabilisez le buste, renforcez la tension de la face externe de la cuisse et levez la jambe autant que vous le pouvez sans bouger les hanches. Le buste et la jambe droite restent stables. 1
- *Niveau 2 :* Levez un peu la jambe gauche comme indiqué pour le niveau 1. Puis tendez-la de sorte qu'elle soit alignée avec le buste. Imaginez que votre corps est coincé entre deux murs ; les épaules, les hanches et la cheville sont alignées. Pendant tout l'exercice, la pointe du pied gauche est orientée vers l'avant. Levez lentement la jambe gauche autant que vous le pouvez sans bouger les hanches. 2 Puis abaissez-la doucement.
- *Niveau 3 :* Levez un peu la jambe gauche. Puis tendez la jambe devant vous en ramenant la pointe du pied vers vous. Levez la jambe autant que vous le pouvez sans bouger la hanche. 3 Puis abaissez-la lentement.

INFO

Faut-il commencer par l'entraînement musculaire ou le cardiotraining ?

Si vous souhaitez travailler parallèlement le renforcement musculaire et l'endurance, préférez le programme de renforcement musculaire. Il présente l'avantage de provoquer une accélération du pouls et de mettre le métabolisme en route. C'est ainsi que la phase de cardiotraining permet de réduire le démarrage du moteur de combustion des graisses et que les calories sont évacuées plus rapidement.

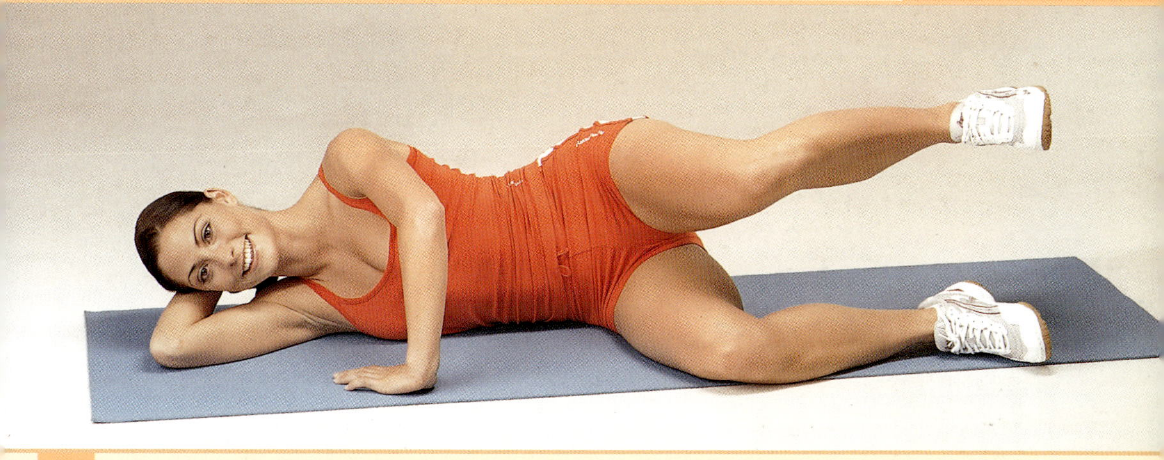

1 25 à 30 fois de chaque côté

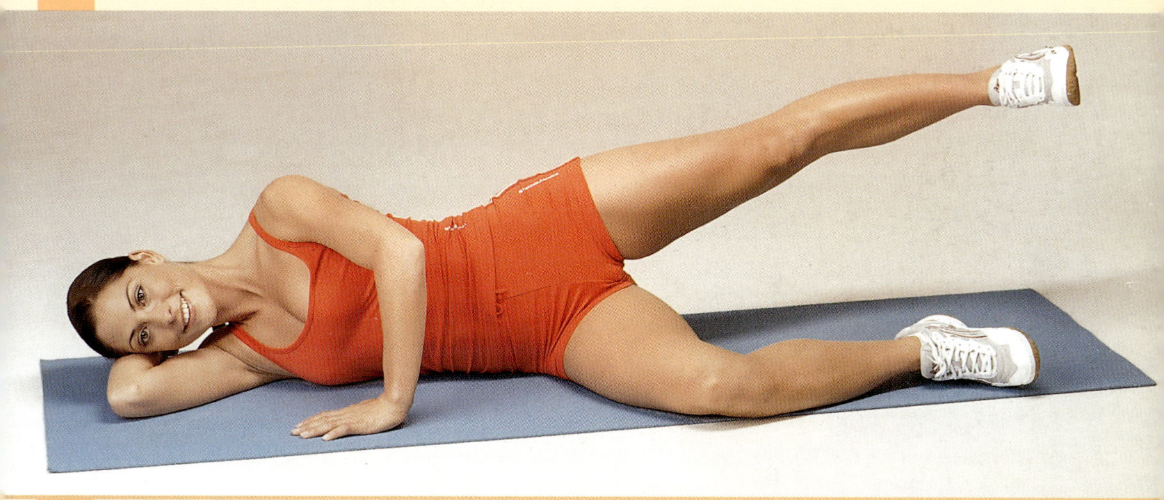

2 25 à 30 fois de chaque côté

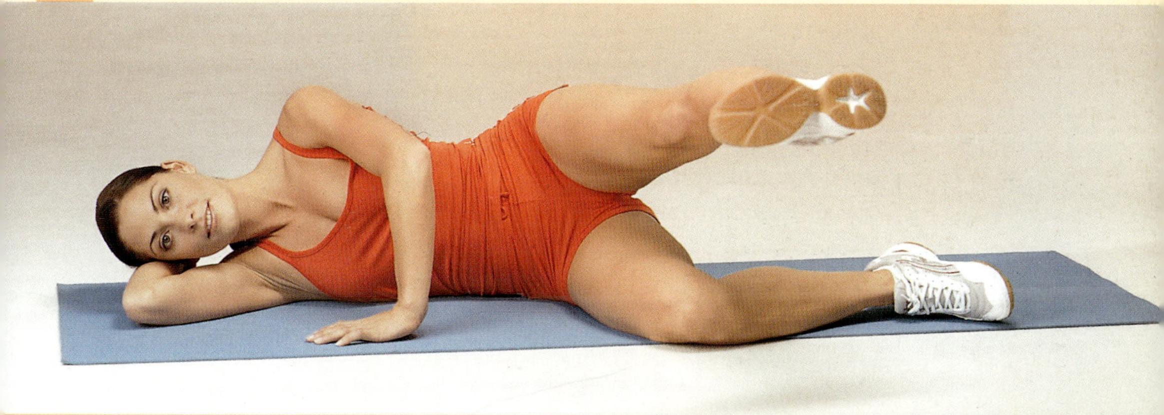

3 25 à 30 fois de chaque côté

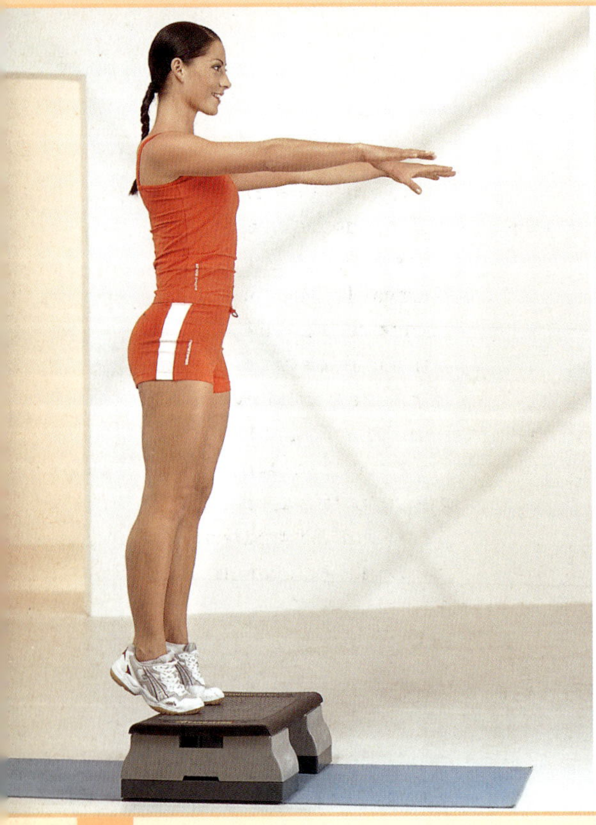

1 20 à 25 fois

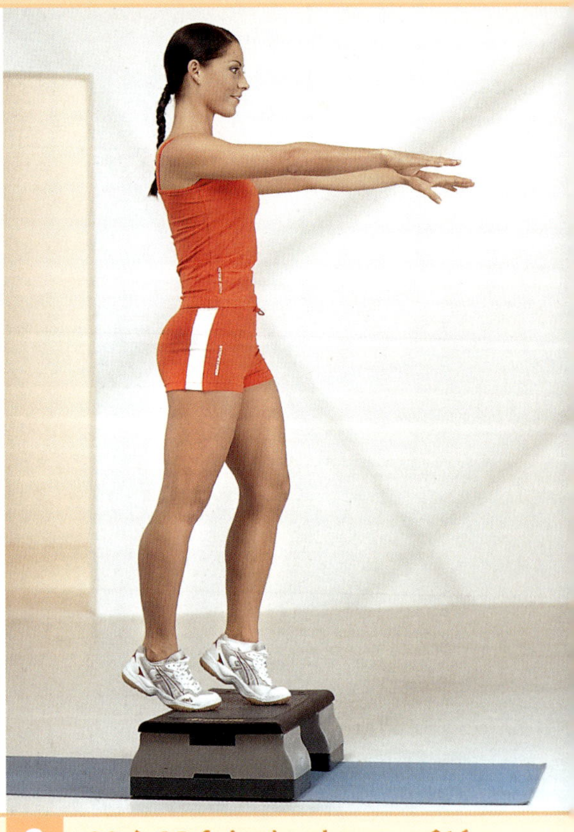

2 20 à 25 fois de chaque côté

Équilibre sur les pointes

Renforce les jambiers.

- Disposez un petit banc ou un step devant vous. Vous pouvez également effectuer l'exercice sur une marche d'escalier. Montez d'abord sur le step. Commencez à mettre le corps en tension, maintenez la tête droite et contractez légèrement les abdominaux et les muscles du dos. Laissez pendre les bras le long du corps. Tenez-vous ensuite debout sur le step de sorte que seule la plante antérieure et les orteils du pied soient en contact avec la marche. Les jambes sont légèrement écartées et fléchies au minimum et le corps s'équilibre.
- *Niveau 1 :* Abaissez volontairement les talons et maintenez les bras tendus devant vous pour préserver votre équilibre. Puis en vous aidant des jambiers, remontez le corps jusqu'à ce que vous soyez sur la

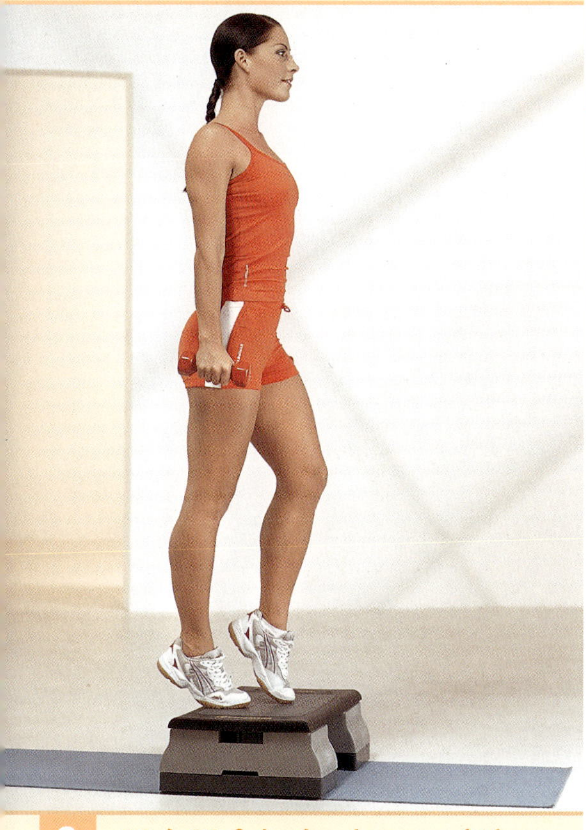

3 **20 à 25 fois de chaque côté**

Cet exercice grossit-il les mollets ?

INFO

Si vous effectuez le nombre de répétitions indiqué, vous modèlerez vos jambes sans les muscler en épaisseur. Le risque existe seulement lorsque vous faites travailler vos mollets en excès. Effectuez cet exercice une ou deux fois par semaine sans problème et veillez à ce que vos mouvements soient corrects. En abaissant les talons, vous étirez les mollets. Mais si vous vous contentez du balancement sans respecter l'ampleur du mouvement, vous verrez vos mollets épaissir.

pointe des pieds. 1 Pour finir, abaissez lentement les talons.

- *Niveau 2 :* Basculez le poids du corps sur la jambe droite. Posez tout le pied gauche sur le step pour garder l'équilibre. Essayez ensuite de basculer une nouvelle fois le poids du corps sur la jambe droite en levant le talon gauche. Le poids du corps repose maintenant complètement sur la jambe droite. À l'aide du muscle jambier droit, laissez monter le corps. 2 Puis descendez.
- *Niveau 3 :* Effectuez l'exercice selon les indications du niveau 2 en travaillant cette fois avec des haltères que vous tenez dans chaque main, bras le long du corps. Basculez le poids du corps sur la jambe droite, levez le talon gauche et abaissez le talon droit. Remontez lentement. 3 Descendez et répétez.

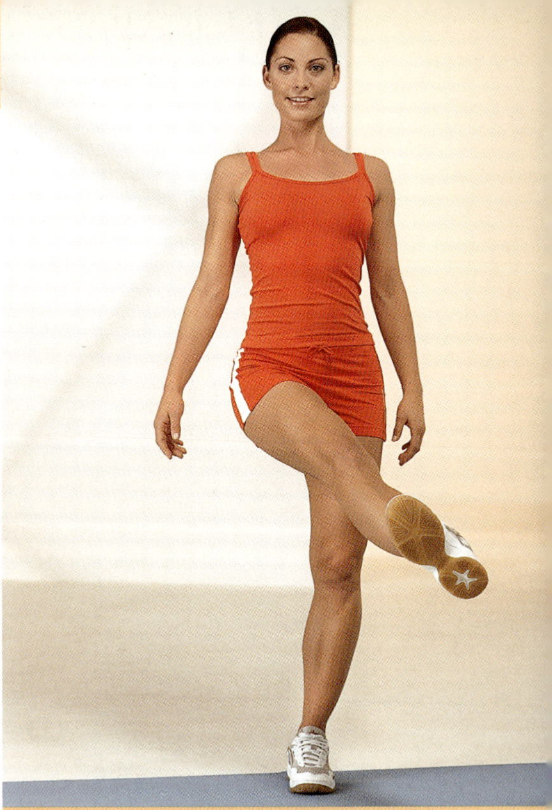

1 25 à 30 fois de chaque côté

Crunch de la cuisse

Renforce et modèle la face interne de la cuisse.

- Tenez-vous debout. Redressez le dos et étirez la colonne vertébrale. Maintenez la tête dans le prolongement du rachis. Contractez légèrement les abdominaux en rentrant le nombril et en le remontant vers les côtes. Tendez les bras le long du corps.
- *Niveau 1 :* Basculez le poids du corps sur la jambe gauche fléchie au minimum en laissant pendre les bras le long du corps. Tendez la jambe droite devant vous. Tournez le pied vers la droite et tendez vers vous la pointe du pied, le talon orienté vers le sol. Imaginez que vous frappez dans une balle au ralenti avec le bord interne du pied droit, et levez lentement la jambe en diagonal vers la gauche le plus possible. 1 Maintenez la posture, puis relâchez.
- *Niveau 2 :* Pour intensifier l'exercice, employez une bande en latex ou un Thera-band. Nouez les deux extrémités et passez la bande autour de la cheville de sorte que vous ressentiez une légère tension. Basculez le poids du corps sur la jambe gauche en la fléchissant au minimum. Tendez la jambe droite devant vous et tournez la hanche vers la droite. Tendez la pointe du pied en orientant ce dernier vers la gauche. Frappez maintenant un ballon imaginaire avec le bord interne du pied droit contre la résistance de la bande en latex, en le levant vers la gauche en diagonal. 2 Relâchez doucement.
- *Niveau 3 :* Pour solliciter les muscles du tronc stabilisateurs et l'intérieur de la cuisse avec plus d'intensité, mettez-vous debout sur un matelas de gymnastique enroulé sur lui-même ou sur un balance-pad. Placez de nouveau la bande en latex autour des chevilles, puis effectuez l'exercice en suivant les indications du niveau 2. Veillez surtout à maintenir le dos bien droit et à stabiliser les hanches pour ne pas trop basculer. Trouvez votre équilibre en vous aidant des bras. 3

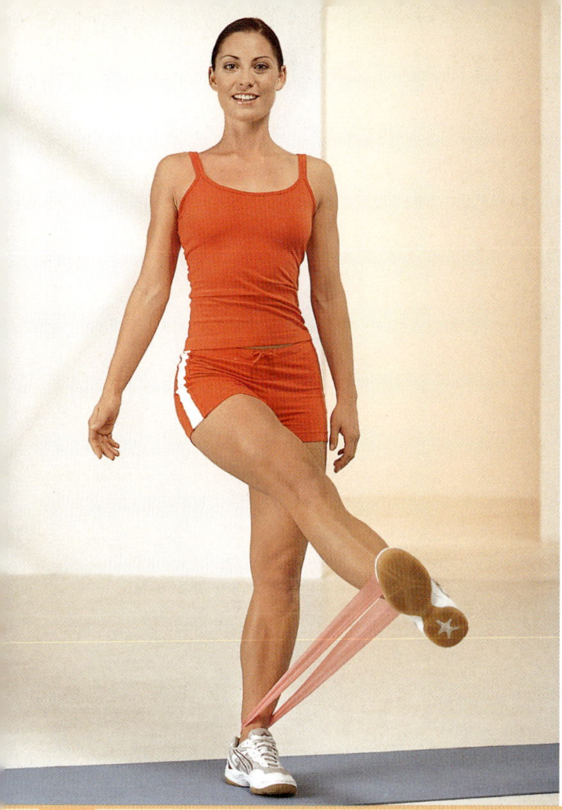

2 25 à 30 fois de chaque côté

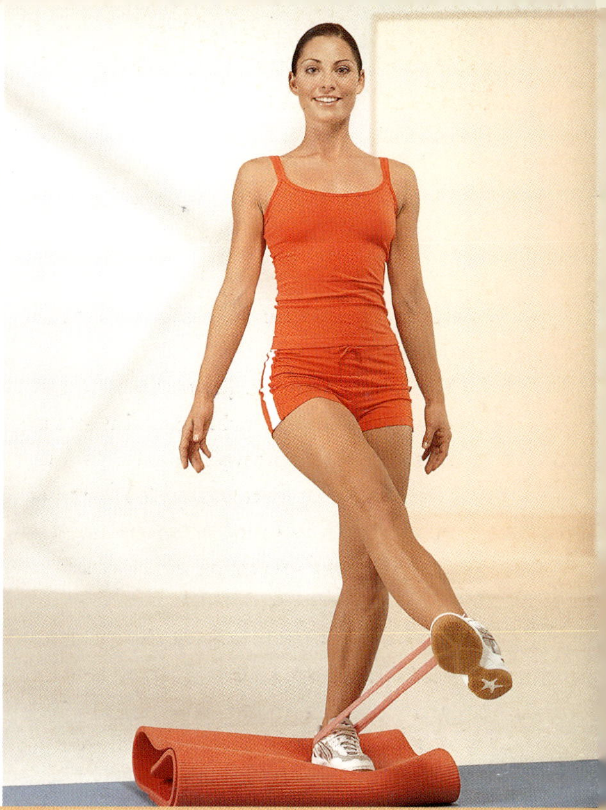

3 25 à 30 fois de chaque côté

INFO

Rassasié malgré le régime

Vous faites régime sur régime sans parvenir à perdre du poids ? Ceci est bien normal car le corps réagit à un régime comme s'il était affamé : quand vous mangez peu, il consomme peu d'énergie car il veut s'économiser. Quand vous terminez le régime, il s'affole et fait le plein en vue de la prochaine période de crise. C'est ce qu'on appelle le principe du yo-yo, et vous saturez quand vous modifiez votre alimentation ! En outre, pour toutes celles qui ont tendance à perdre beaucoup de poids au niveau du buste, il importe de faire travailler non seulement les zones à problèmes, mais aussi le buste ! Les muscles peuvent équilibrer idéalement les proportions ; ils consomment plus d'énergie que les tissus adipeux.

Lever de jambe sur le côté

Fait travailler la face externe des cuisses et raffermit les hanches.

- Tenez-vous debout et prenez appui avec la main droite sur un mur ou une porte. Tendez le bras gauche le long du corps. Orientez le sommet du crâne vers le ciel et le coccyx vers le sol. Maintenez la tête dans le prolongement de la colonne vertébrale et regardez devant vous.
- *Niveau 1 :* Basculez le poids du corps sur la jambe droite. Levez le pied gauche, mais laissez-le relâché, la pointe orientée vers l'avant. Levez ensuite lentement la jambe gauche tendue sur le côté le plus loin possible sans rotation des hanches. 1 Quand vous avez atteint la hauteur maxima, maintenez la posture, puis abaissez la jambe sans la poser.
- *Niveau 2 :* Pour augmenter l'intensité de l'effort, employez une bande en latex ou un Thera-band. Nouez les deux extrémités et disposez-la autour des chevilles. Redressez-vous, maintenez le dos bien droit et basculez le poids du corps sur la jambe droite. Levez lentement la jambe gauche sur le côté en orientant la pointe du pied devant vous. 2 Veillez à ce que les hanches restent stables. Maintenez la posture puis abaissez la jambe sans la poser. Enchaînez avec la répétition suivante.

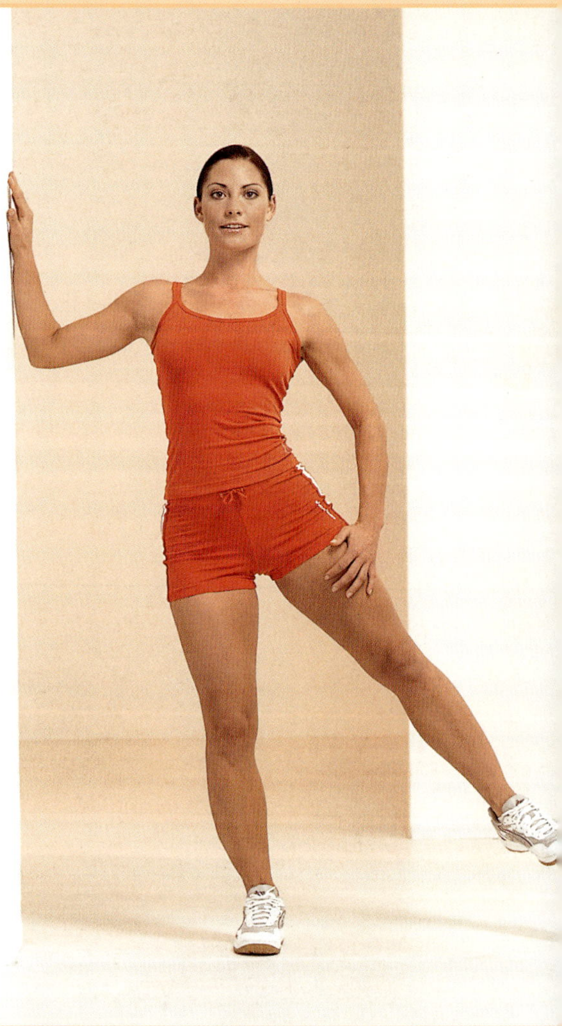

1 **20 à 25 fois de chaque côté**

- *Niveau 3 :* Pour activer les muscles profonds et intensifier l'exercice, employez un tapis de gymnastique roulé ou un balance-pad.

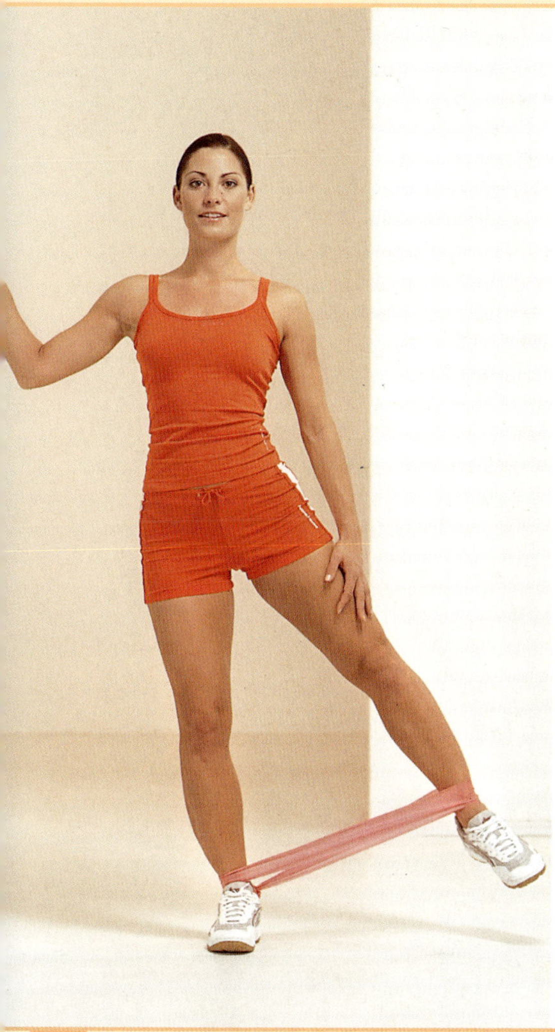

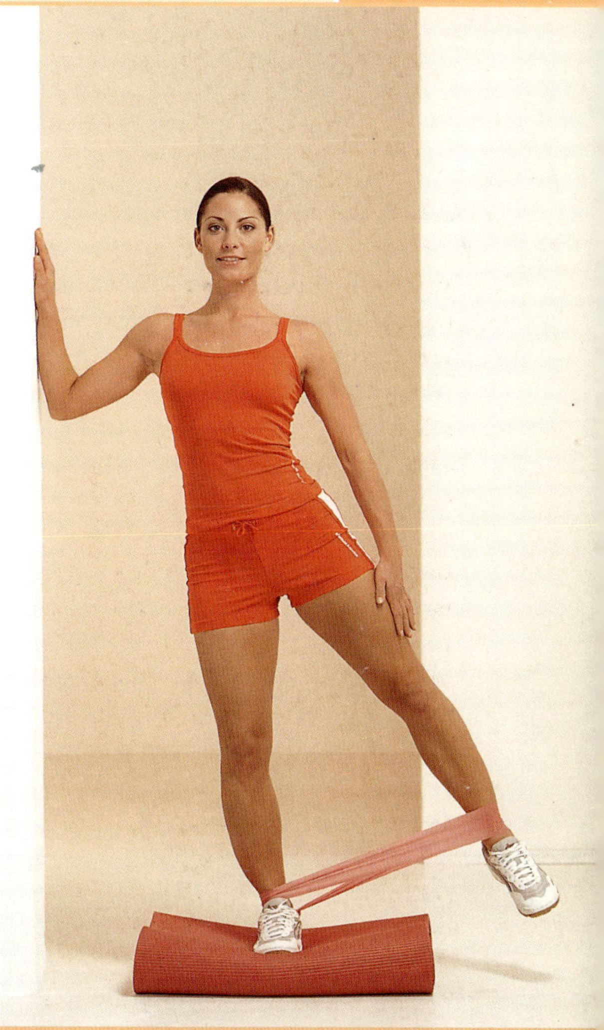

2 20 à 25 fois de chaque côté

3 20 à 25 fois de chaque côté

Après avoir disposé la bande en latex autour des chevilles, posez la jambe droite sur le tapis de sol. Tenez-vous bien droite, mettez le corps sous tension, puis levez la jambe gauche en orientant la pointe du pied devant vous. Quand vous avez trouvé votre équilibre, continuez de lever la jambe sans rotation des hanches. **3** Maintenez brièvement la posture, puis relâchez sans poser la jambe. Enchaînez avec la répétition suivante.

Lever de cuisse

Modèle le biceps fémoral et les fessiers.

- Adossez-vous contre un mur, les bras pendent le long du corps, la tête et la colonne vertébrale sont plaquées contre le mur. Faites descendre un peu le buste. 1
- *Niveau 1 :* Tendez le buste et fléchissez les jambes de sorte que les cuisses soient parallèles au sol. Les genoux sont à la hauteur des chevilles. 2 Maintenez la posture 30 secondes, puis relâchez.
- *Niveau 2 :* Tendez le buste et fléchissez les jambes de sorte que les cuisses soient parallèles au sol. Basculez lentement le poids du corps sur la jambe droite et levez un peu la jambe gauche. 3 Maintenez la posture 20 secondes, puis reposez la jambe gauche et remontez le buste.
- *Niveau 3 :* Baissez le buste de sorte que les cuisses soient parallèles au sol. Basculez le poids du corps sur la jambe droite et levez la jambe en la tendant devant vous, pointe de pied orientée vers vous. Continuez de lever la jambe jusqu'à ce que les deux cuisses soient parallèles. 4 Maintenez la posture 20 secondes.

INFO

L'étirement affine

> Si vous avez la sensation de ne plus pouvoir rentrer dans votre jean étroit après l'entraînement, ne paniquez pas ! En raison d'un entraînement soutenu, les muscles se remplissent provisoirement de sang. Après une bonne séance de stretching et une phase de repos, tout rentrera dans l'ordre. L'étirement allonge les muscles et les aide à remettre en place les fibres musculaires.

> Celles qui n'ont pas l'habitude de s'entraîner peuvent souffrir de rétention d'eau dans les jambes après quelques exercices soutenus. L'organisme fonctionne ainsi dans le but de mettre les muscles au pas plus rapidement et d'accélérer leur régénération. Les jambes retrouvent leur état normal au bout d'une demi-journée. Le sauna est très efficace dans ce cas-là, car il permet d'évacuer l'eau du corps en un tournemain.

> Sur la durée, l'entraînement apporte essentiellement des résultats positifs : il affine les jambes et les rend plus séduisantes.

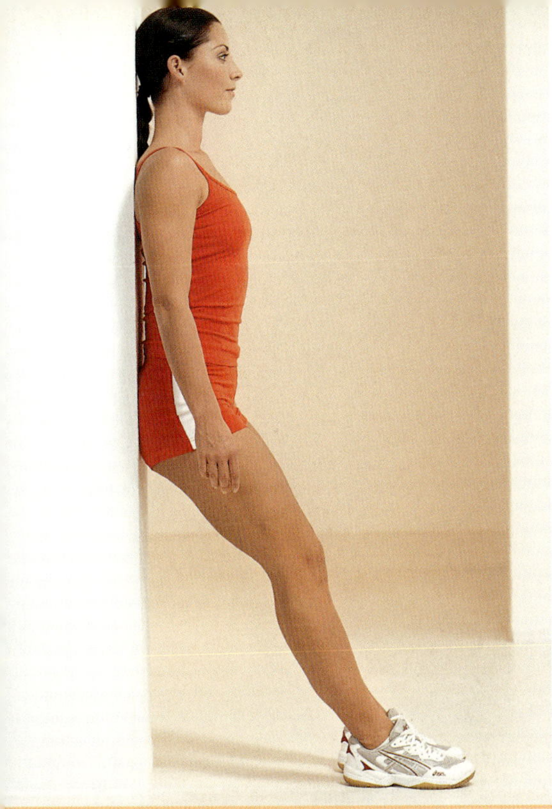

1

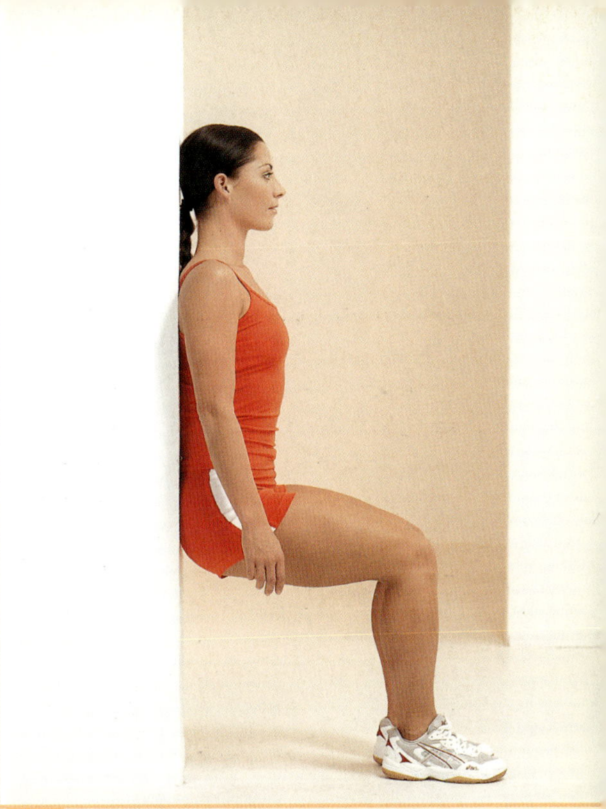

2 2 fois

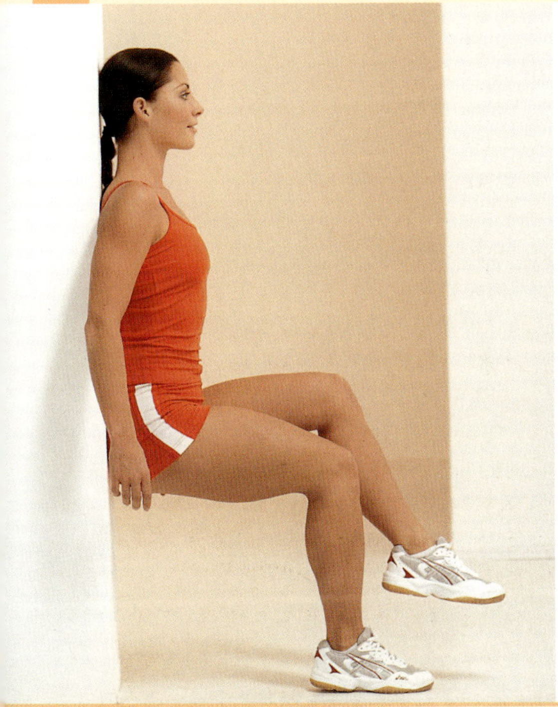

3 2 fois de chaque côté

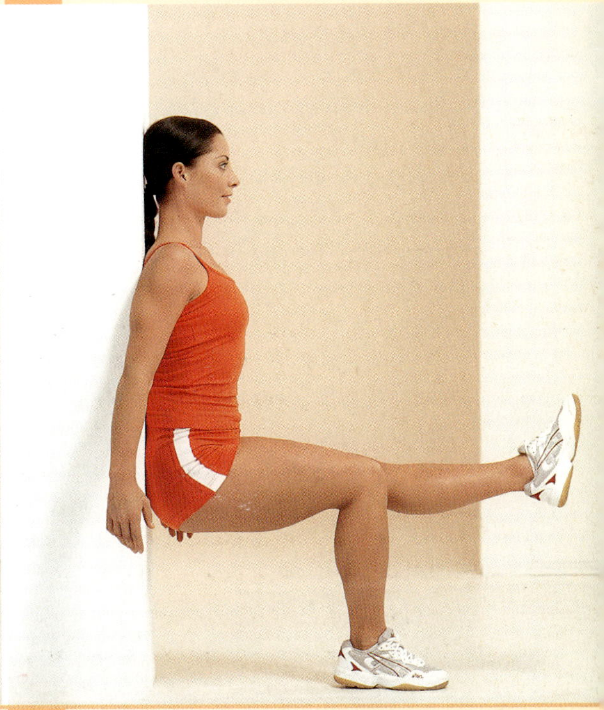

4 2 fois de chaque côté

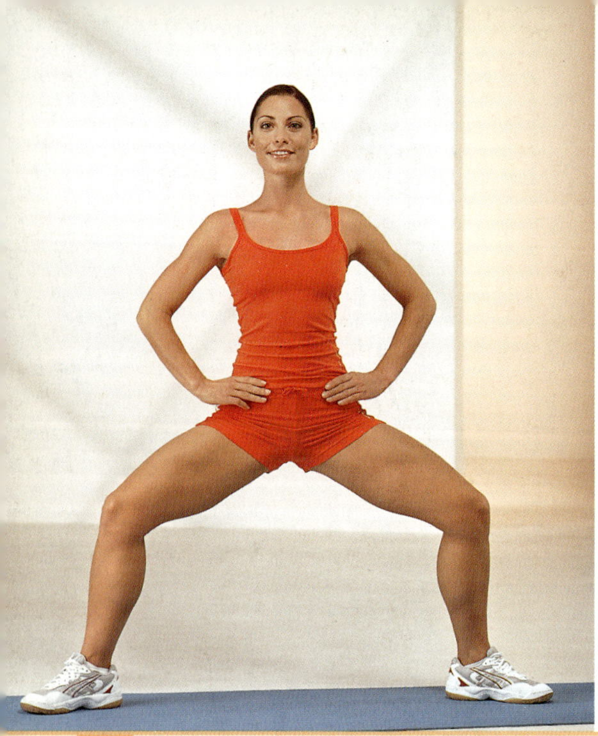

1

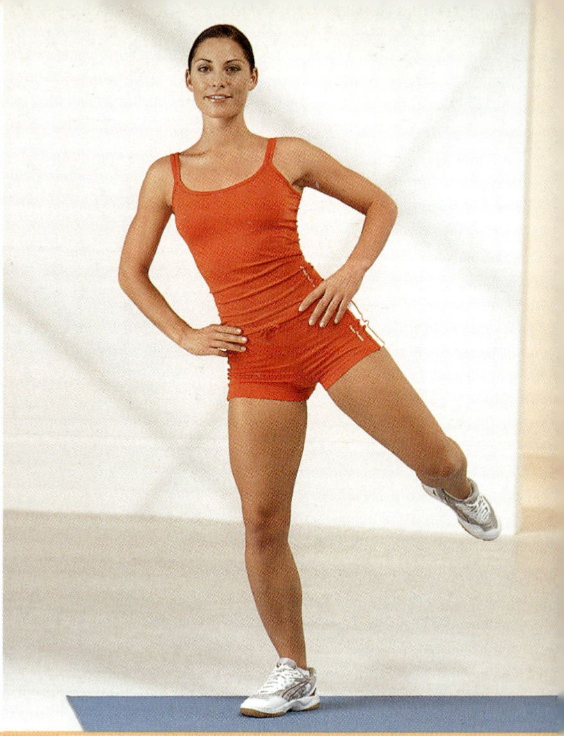

2 35 à 40 fois de chaque côté

Lancer de ballon

Raffermit le biceps fémoral et fait travailler les fessiers.

- Écartez bien les jambes. Contrôlez la position de la manière suivante : laissez les bras pendre. Quand ils forment une ligne verticale par rapport au sol, les pieds doivent se situer largement à gauche et à droite de cette ligne. Fléchissez un peu les jambes, les genoux doivent être à la hauteur des chevilles. La pointe des pieds et les genoux sont ouverts en diagonale vers l'extérieur. Redressez le dos et maintenez la tête dans le prolongement de la colonne vertébrale. Orientez les omoplates vers l'arrière en les abaissant. Posez les mains sur les hanches. 1
- *Niveau 1 :* Basculez le poids du corps sur la jambe droite et ramenez le talon gauche vers les fessiers. Penchez un peu le buste vers l'avant et maintenez bien la jambe droite. Stoppez la cuisse gauche tout en maintenant le même écart entre les genoux. 2 Ensuite relâchez et touchez le sol de la pointe du pied gauche. Enchaînez avec la répétition suivante. Le rythme de l'exercice ne doit pas être trop lent.

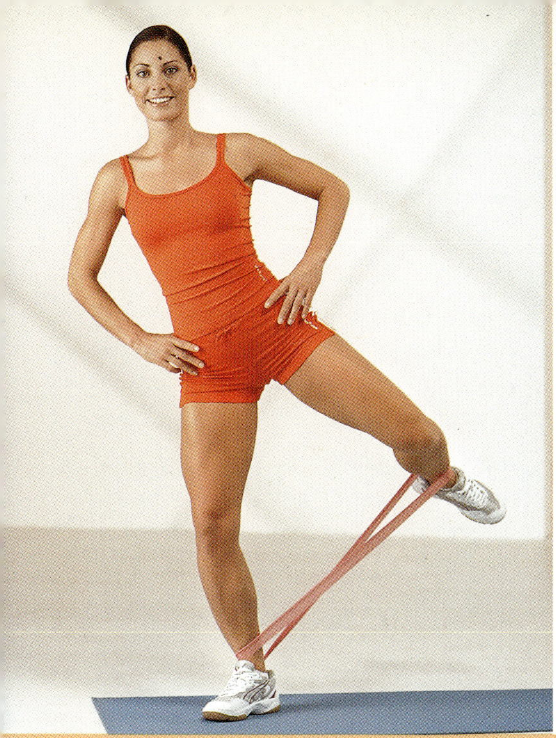

3 35 à 40 fois de chaque côté

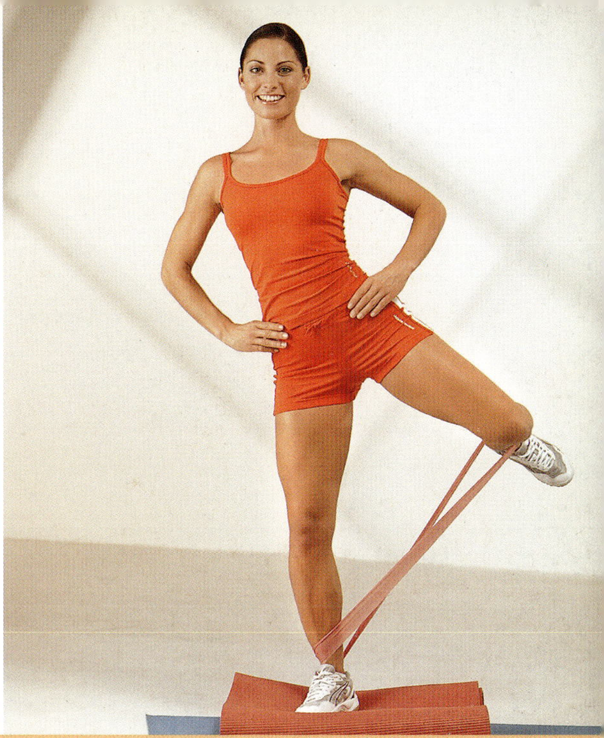

4 35 à 40 fois de chaque côté

- *Niveau 2 :* Pour augmenter l'intensité de l'effort, aidez-vous d'une bande en latex. Nouez ses extrémités et placez-la autour des chevilles. Revenez en position de départ, les deux jambes écartées. Posez les mains sur les hanches et basculez le poids du corps sur la jambe droite. Fléchissez la jambe gauche et levez le talon en direction des fessiers, la cuisse ne bouge pas. 3 Maintenez l'écart entre les deux genoux pendant toute la durée de l'exercice ! Tendez de nouveau les jambes et posez la pointe du pied gauche au sol, puis enchaînez avec la répétition suivante.

- *Niveau 3 :* Posez la jambe droite sur votre tapis de gymnastique roulé ou sur un balance-pad. Ceci permet de faire travailler les muscles stabilisateurs du tronc et augmente l'intensité de l'effort au niveau des muscles des jambes. Écartez largement les jambes avec la bande de latex autour des chevilles. Posez les mains sur les hanches, redressez le dos et contractez légèrement les abdominaux. Basculez le poids du corps sur la jambe droite, penchez très légèrement le buste vers l'avant et remontez le talon gauche vers les fessiers. Maintenez calmement la cuisse. 4 Tendez de nouveau la jambe gauche et posez brièvement la pointe du pied au sol.

Équilibre sur une jambe

Modèle et fait travailler le quadriceps fémoral et renforce le grand psoas.

- Tenez-vous debout, jambes serrées. Contractez légèrement les abdominaux, les muscles du dos et le plancher pelvien, et redressez la colonne vertébrale. Tendez les bras sur le côté. Tournez la pointe des pieds vers l'extérieur et répartissez le poids du corps sur trois points du pied : l'articulation du gros orteil, l'articulation du petit orteil et le talon. Après avoir adopté la position stable, basculez le poids du corps sur la jambe gauche très légèrement fléchie. Levez la jambe droite et maintenez le pied droit à la hauteur du genou gauche. Les hanches restent bien parallèles. 1
- *Niveau 1 :* Contractez les abdominaux. Depuis la position de départ, tendez lentement la jambe droite devant vous, sans abaisser ni lever la cuisse gauche. Tirez sur la pointe de pied et maintenez les hanches stables. Le dos doit rester bien droit et ne basculer vers l'arrière sous aucun prétexte. 2 Puis fléchissez de nouveau lentement la jambe.
- *Niveau 2 :* Tendez la jambe droite devant vous comme indiqué pour le niveau 1. Continuez de la lever au maximum sans rotation des hanches. 3 Abaissez lentement la jambe sans la fléchir.
- *Niveau 3 :* Tendez une nouvelle fois la jambe devant vous. Contrôlez la tension du corps et fléchissez la jambe gauche (le genou gauche ne doit pas dépasser le milieu du pied !). Levez encore un peu la jambe droite. Maintenez le dos droit et basculez très légèrement les hanches vers l'avant. 4

IMPORTANT !

Un entraînement contrôlé

Si vous consacrez trop peu de temps à l'entraînement, les exercices seront négligés ! Ceci est reconnaissable à la dynamique des mouvements. Veillez au complet déroulement de ces derniers et à les contrôler depuis la phase de tension musculaire jusqu'au relâchement. Celles qui relâchent les muscles au cœur de l'effort s'entraînent de manière inefficace et nuisent à leurs articulations. Seuls des mouvements bien effectués sont sains ! D'après des études récentes, il serait bon de toucher préalablement les muscles que vous souhaitez faire travailler et de les sentir pendant l'exercice. Ceci augmenterait la concentration et la qualité du mouvement.

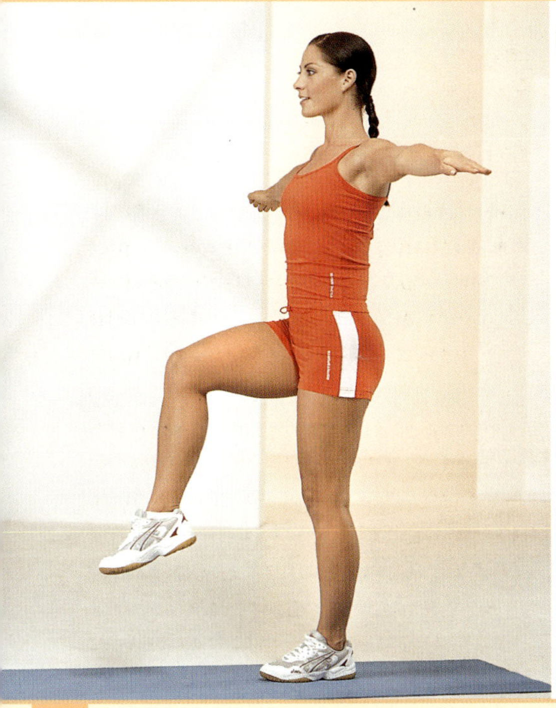

1

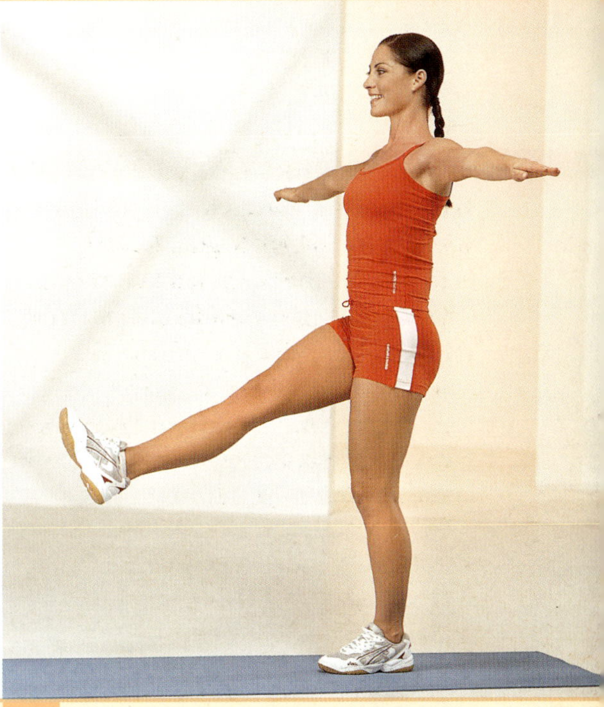

2 15 à 20 fois de chaque côté

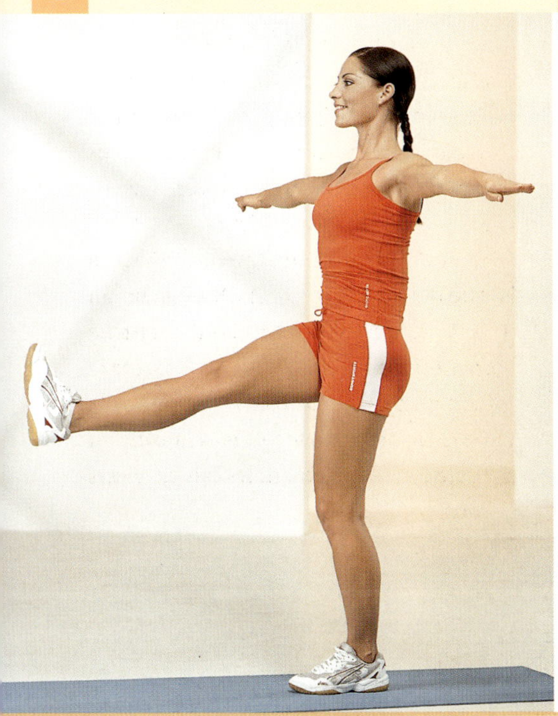

3 15 à 20 fois de chaque côté

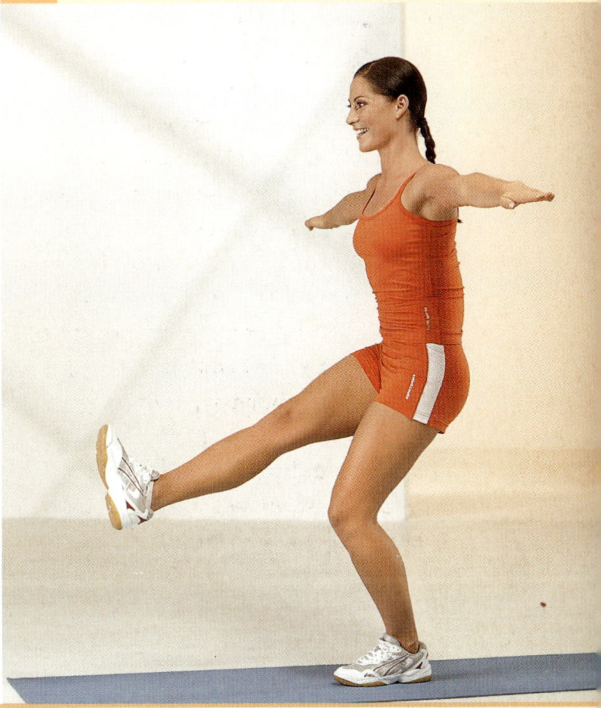

4 15 à 20 fois de chaque côté

Des jambes tout en longueur

Voici quelques étirements qui devraient être consécutifs à chaque module d'exercices. Ils sont aussi déterminants que ce dernier. Consacrez-y du temps et considérez le stretching comme une part importante de l'entraînement. Essayez de maintenir chaque étirement entre 30 à 60 secondes.

Des jambes longues

Étire les tendons du genou, les jambiers et la face postérieure de la cuisse.

- Asseyez-vous sur le sol. Redressez le dos et tendez les jambes devant vous. Tirez les pointes de pied vers vous et gardez les jambes serrées. Tout en gardant le dos bien droit, penchez le buste le plus loin possible à partir des hanches. 1

Des hanches souples

Étire le grand psoas et le quadriceps fémoral.

- Faites une grande fente avec la jambe gauche. Placez les mains au sol de chaque côté du pied gauche, le genou est au niveau de la cheville. Tendez la jambe droite et abaissez les hanches en direction du sol. 2 Maintenez la posture, puis changez de côté.

1 30 à 60 secondes

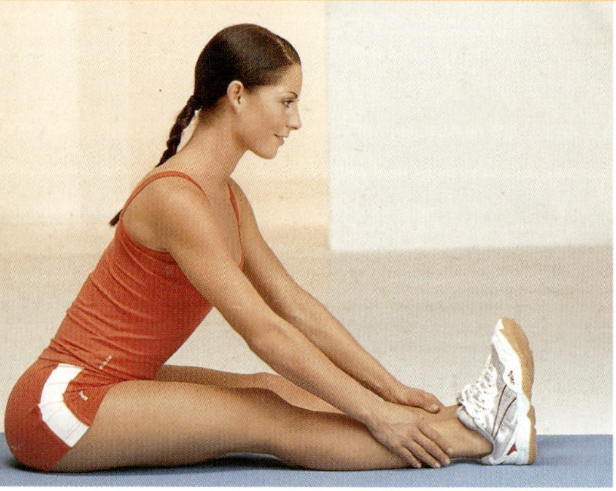

2 30 à 60 secondes

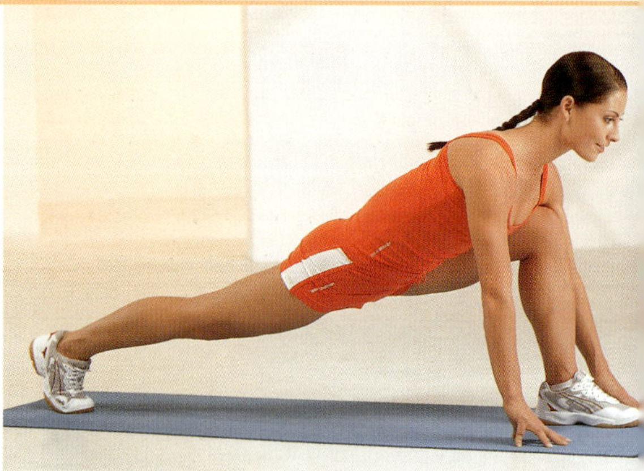

De belles cuisses

Étire le quadriceps fémoral et le grand psoas.

- Allongez-vous sur le ventre en maintenant les jambes serrées. Posez la main gauche sous le front et saisissez de la main droite la cheville du pied droit que vous tirez vers le fessier. Appuyez la jambe droite au sol jusqu'à ce que vous perceviez un étirement du quadriceps fémoral. 3 Puis changez de jambe.

L'intérieur des cuisses

Étire le muscle semi-tendineux et les hanches.

- Asseyez-vous, bien droite, en contractant légèrement les muscles du dos. Collez les plantes de pied l'une contre l'autre, les genoux ouverts. Saisissez les chevilles et rapprochez les talons le plus près du corps. 4

De longues cuisses

Étire le biceps fémoral et le jambier.

- Allongez-vous sur le dos et posez les pieds à plat au sol. Fléchissez la jambe droite puis tendez-la vers le haut. La tête et le bassin sont plaqués au sol. Tendez la jambe gauche sur le sol. Les deux pieds sont fléchis. 5

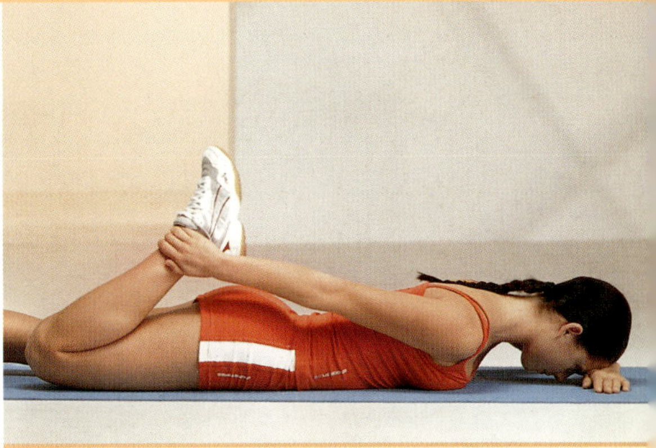

3 30 à 60 secondes de chaque côté

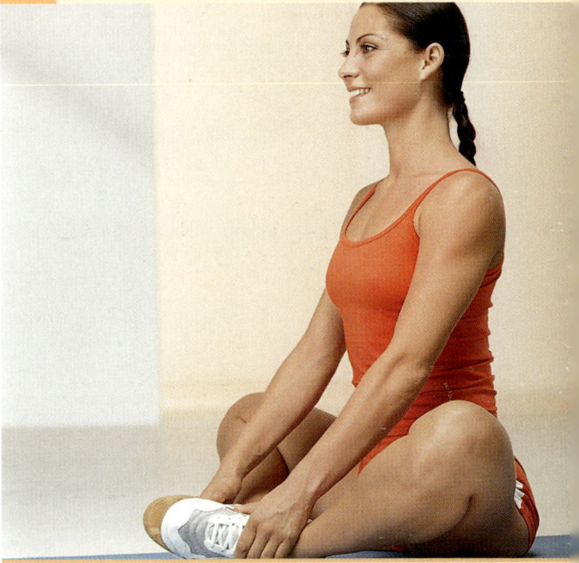

4 30 à 60 secondes

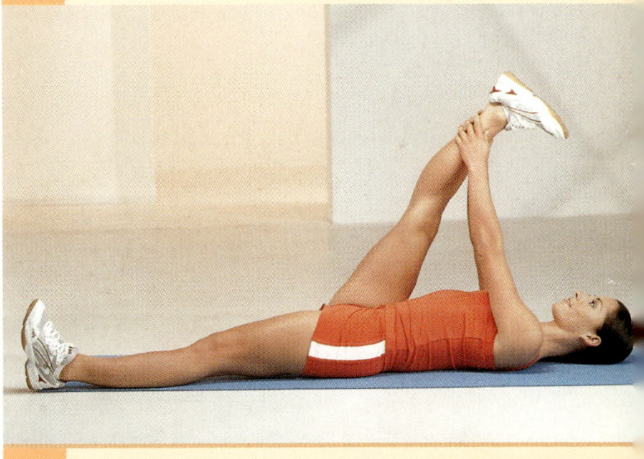

5 30 à 60 secondes de chaque côté

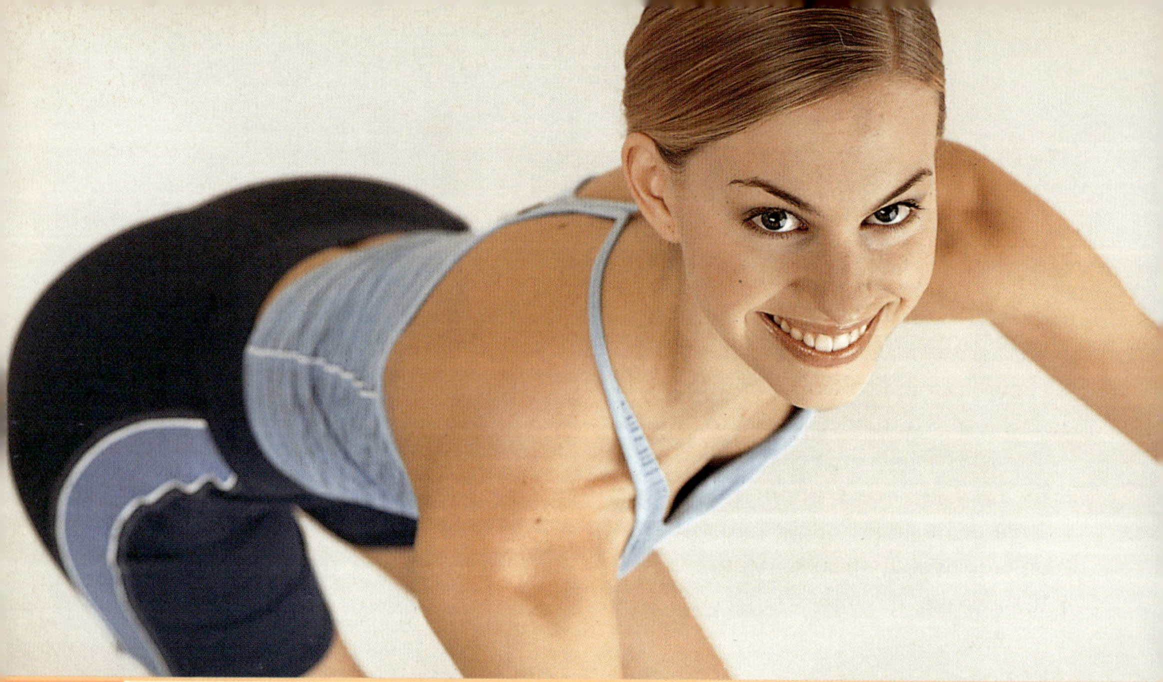

Des fesses belles à croquer

Un postérieur bien ferme accroche indéniablement le regard. On peut même dire qu'il caractérise par excellence la silhouette féminine. En revanche, des fesses non musclées sont tout sauf belles à croquer, elles sont généralement plates et flasques. Ces exercices adaptés au trio musculaire constitué du grand, du moyen et du petit fessier vous permettront de faire travailler cette zone sexy de votre corps. La plus grande partie musculaire, le grand fessier, prend son origine sur la face arrière du sacrum et du coccyx et se termine sur le fémur (os de la cuisse). Ce muscle constitue la plus grande partie du postérieur. Le moyen fessier s'étend sur le côté depuis la crête iliaque jusque sous la cuisse. Il est en contact direct avec le plancher pelvien.

Extérieurement, il est visible sur le côté du postérieur. Quand il n'est pas entraîné, il forme une rondeur au niveau des hanches. Le petit fessier, quant à lui, se cache sous les deux autres muscles ; il est également en contact avec le plancher pelvien. S'il est bien entraîné, il peut lifter le grand fessier et lui conférer une forme pleine. Un entraînement trop poussé en revanche peut modeler trop fortement le petit et le grand fessier. Un stretching adapté s'avère alors nécessaire.

Modeler le postérieur

Il vous est tout à fait possible de faire disparaître les rondeurs qui viennent se loger de chaque côté du postérieur à la hauteur des hanches. Combinez un entraînement de l'endurance avec les exercices suivants qui sont très efficaces. Le plancher pelvien est ici particulièrement important. En le faisant travailler, vous pouvez embellir la forme des fesses et des jambes, ainsi que faire disparaître les « poignées d'amour ». Ceci tient au fait que le plancher pelvien agit en quelque sorte comme un lifting intérieur. Lorsqu'il travaille, il tire le ventre vers l'intérieur et peut affiner notablement les fesses et les cuisses. Intégrez toujours le plancher pelvien dans vos exercices en respectant les indications suivantes. Faites également travailler les muscles obliques et les abdominaux profonds pour effacer les rondeurs au niveau de la taille et des hanches (à partir de la page 50). Ces exercices compléteront idéalement les modules destinés aux fessiers.

Un trio musculaire constitue ce qu'on appelle le postérieur.

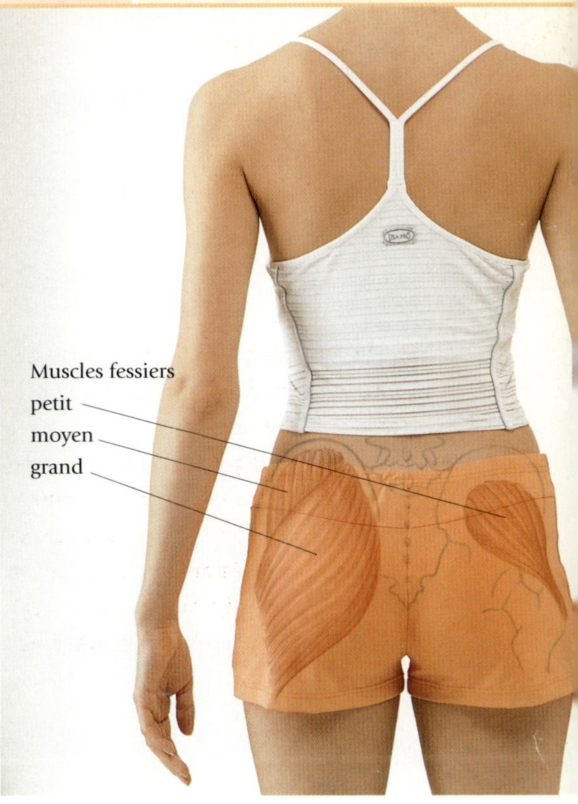

Lever de bassin

Renforce le grand et le petit fessier ainsi que le biceps fémoral.

- Allongez-vous sur le dos et posez les pieds à plat au sol, jambes très fléchies. Activez le plancher pelvien : rapprochez l'une de l'autre les extrémités de l'os iliaque, puis remontez le plancher pelvien. Rentrez le nombril et remontez-le vers les côtes. Posez les bras le long du corps, orientez le regard vers le plafond et inspirez profondément. 1
- *Niveau 1 :* Contractez les fessiers en expirant, activez les cuisses et les abdominaux et soulevez le bassin de sorte que le buste et les cuisses forment un même alignement. Les épaules sont plaquées au sol. Rentrez le ventre, les bras restent relâchés le long du corps. Dans la position la plus haute, les cuisses et les jambes doivent constituer un angle de 45°. 2
- *Niveau 2 :* Posez la cheville gauche sur le genou droit et laissez la jambe droite pencher sur le côté. Équilibrez le bassin et maintenez les hanches à même hauteur.

1

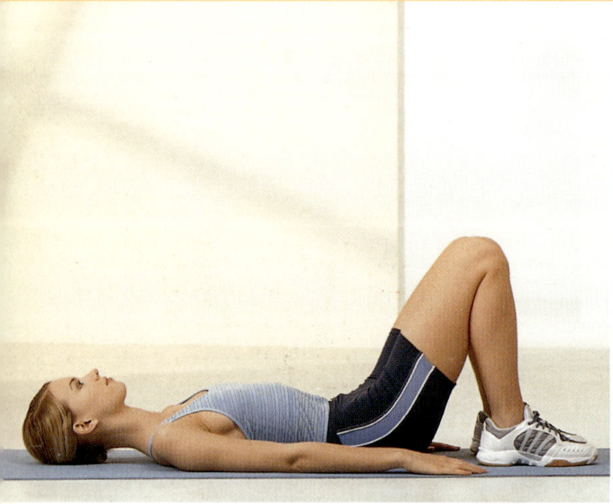

2 25 à 30 fois

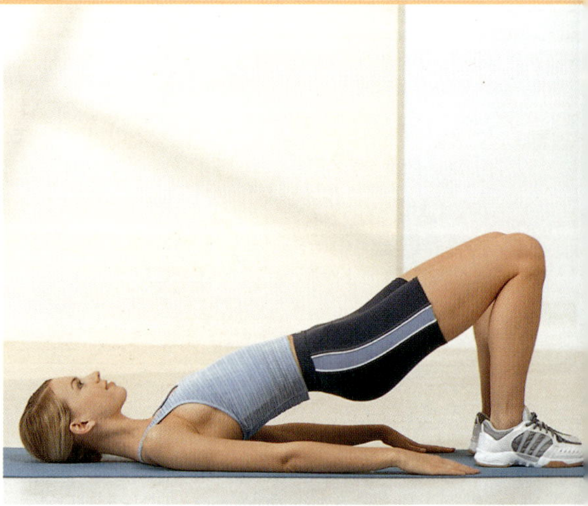

Contractez les fessiers et levez les hanches jusqu'à ce que le buste et la cuisse droite soient alignés. 3 Relâchez lentement, mais pas complètement et enchaînez avec une nouvelle répétition.

- *Niveau 3 :* Maintenez les jambes serrées. Contractez les fessiers, activez les cuisses et les abdominaux et levez le bassin jusqu'à ce que les cuisses et le buste soient alignés. Basculez ensuite le poids du corps sur le côté gauche et tendez la jambe droite devant vous. 4 Maintenez la jambe tendue et abaissez le bassin sans relâcher complètement. Enchaînez avec une nouvelle répétition.

En complément

Le cardiotraining peut vous permettre de remporter aussi quelques victoires. La course fait largement travailler les jambes et les fessiers. Mais il existe certains sports qui peuvent solliciter davantage les fessiers, notamment le kick-boxing, le Tae Bo et le kick power. Si vous préférez danser, lancez-vous dans le step aérobic. Des cours sont proposés par les salles de fitness et les associations sportives.

INFO

3 25 à 30 fois de chaque côté

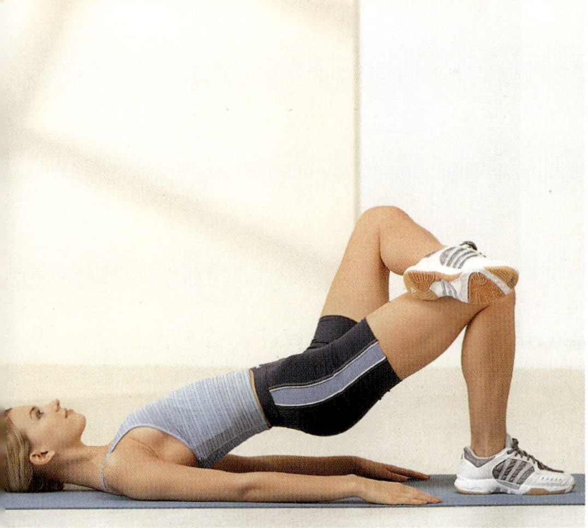

4 25 à 30 fois de chaque côté

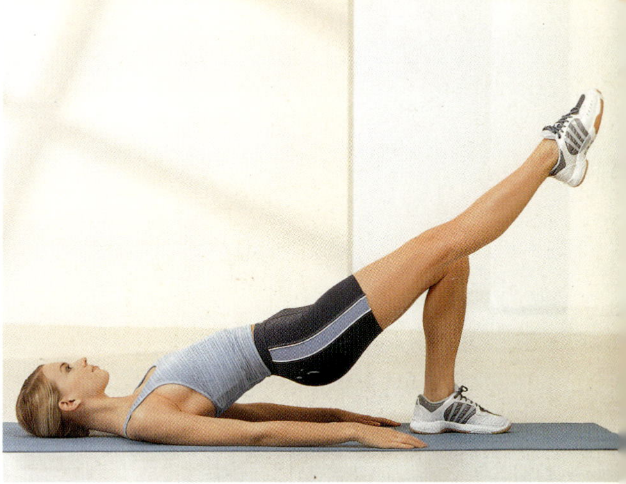

Course à pied

Raffermit les fessiers et fait travailler les cuisses

- Tenez-vous debout. Contractez légèrement les muscles du dos, les abdominaux et le plancher pelvien. Faites une grande fente en avançant de la jambe droite. Le genou droit arrive à la hauteur du milieu du pied. Levez le talon gauche et basculez le poids du corps sur la jambe droite. Écartez les orteils et stabilisez la posture. Penchez le buste en avant tout en contractant la cuisse droite. Maintenez la tête dans le prolongement de la colonne vertébrale. Levez les bras et tendez-les devant vous puis vers le haut. La jambe gauche supporte environ 15 % du poids du corps. 1
- *Niveau 1 :* Basculez plus nettement le poids du corps sur la jambe droite. Appuyez au sol la partie antérieure de la plante du pied gauche, ramenez rapidement la jambe gauche à hauteur de la jambe droite, maintenez le buste stable. Ne basculez pas le poids du corps sur la jambe gauche et ramenez avec force les bras au corps. 2 La jambe gauche revient ensuite en position de départ.
- *Niveau 2 :* Basculez plus nettement le poids du corps sur la jambe droite. Prenez appui sur le sol avec la plante antérieure du pied gauche, ramenez la jambe droite fléchie vers le buste sans la poser et les bras vers le corps. 3 La jambe gauche revient ensuite brièvement en position de départ avant d'enchaîner avec la répétition suivante. Le niveau 2 est plus rythmé que le niveau 1.
- *Niveau 3 :* Effectuez le mouvement comme pour le niveau 2, mais intensifiez-le en employant un tapis de sol roulé ou un balance-pad. Disposez le tapis sous le pied droit pour faire travailler les muscles stabilisateurs du tronc et solliciter davantage les fessiers. 4

CONSEIL

Entraînement de l'équilibre

Les exercices sont plus soutenus dès lors que vous employez un tapis de sol ou un balance-pad comme base non stable. Le corps est contraint lors de chaque mouvement de régler de nouveau la coordination fine et doit lors du plus petit mouvement tester et adapter toute la tension physique. De même, les muscles les plus petits qui sont les stabilisateurs de la colonne vertébrale sont sollicités. Les muscles dans leur ensemble sont également soumis à une plus grande tension.

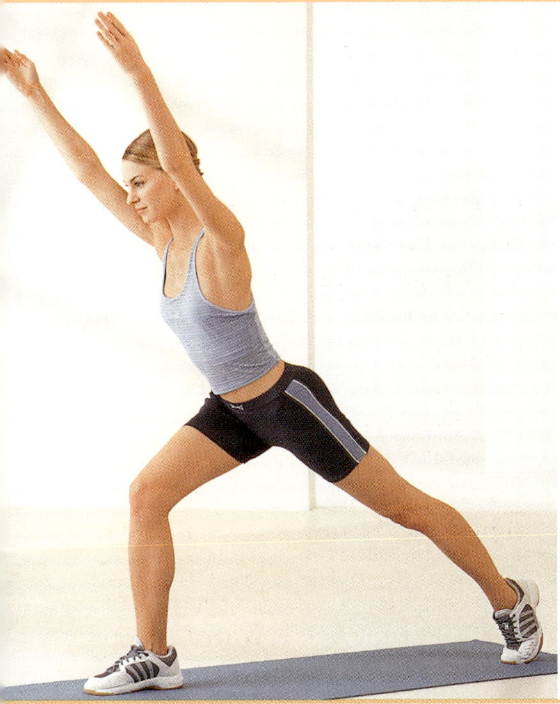

1

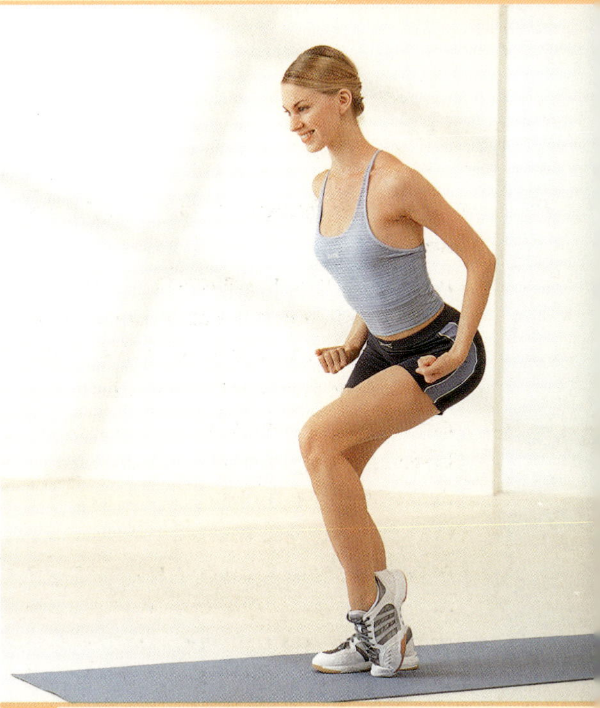

2 15 à 20 fois de chaque côté

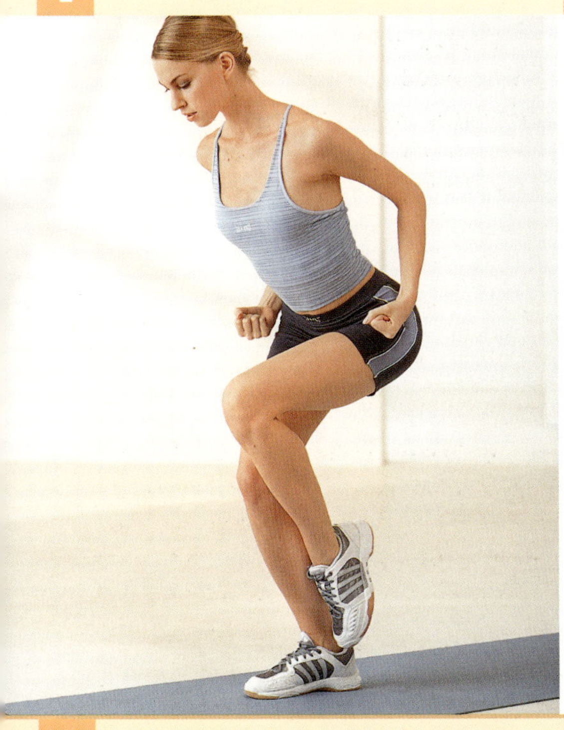

3 15 à 20 fois de chaque côté

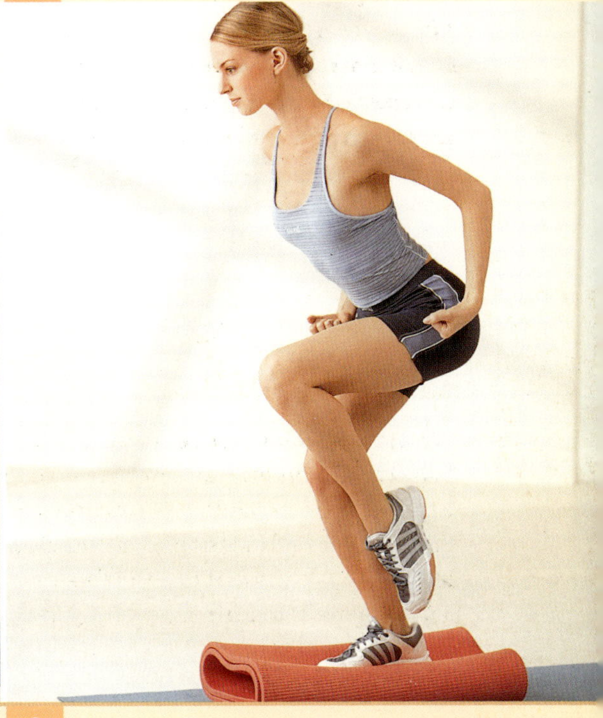

4 15 à 20 fois de chaque côté

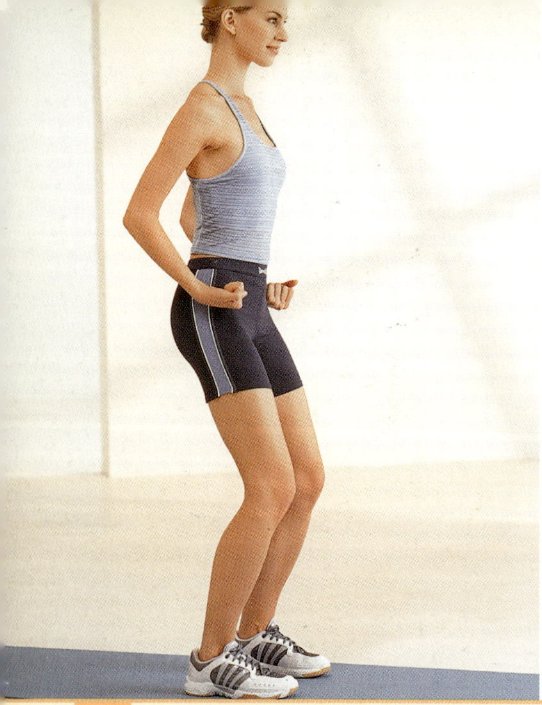

1

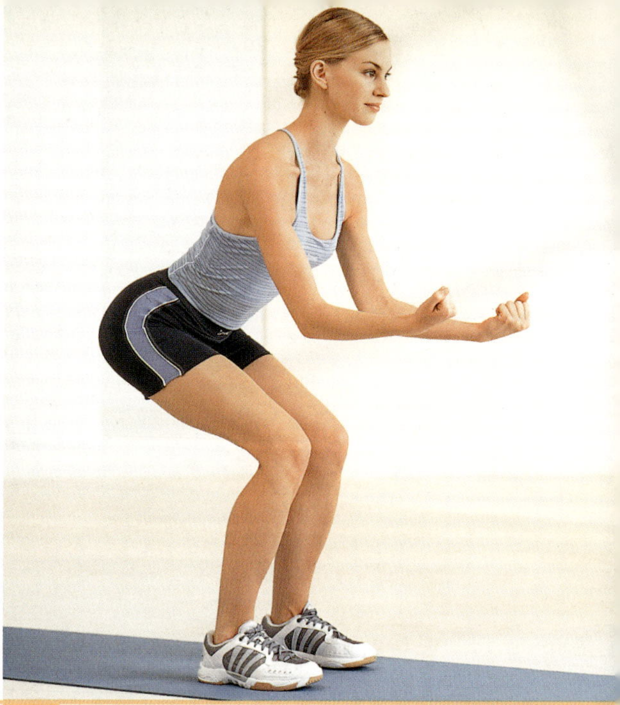

2 25 à 30 fois

Squat profond

Forme les fessiers, fait travailler le postérieur et les cuisses.

- Tenez-vous debout, activez la tension du corps et orientez le regard devant vous. Les pieds sont parallèles, les jambes légèrement fléchies et écartées de la largeur des hanches. Placez les omoplates en arrière et vers le bas. Les bras sont fléchis, coudes en arrière, les mains sont fermées, paumes orientées vers le plafond. 1
- *Niveau 1 :* Contractez plus fortement les abdominaux et les muscles du dos, fléchissez les jambes et penchez légèrement le buste vers l'avant, puis basculez le bassin en arrière. Le poids du corps repose sur les talons. Les genoux sont largement avancés et se situent à la hauteur du milieu du pied. Ramenez simultanément les bras devant vous. 2
- *Niveau 2 :* Basculez le poids du corps sur la jambe droite et décollez le talon gauche. Renforcez la tension du corps, maintenez le dos bien droit, fléchissez la jambe gauche et basculez le bassin en arrière. Penchez légèrement le buste en avant. Ramenez simultanément les bras devant vous. 3 Puis redressez-vous.

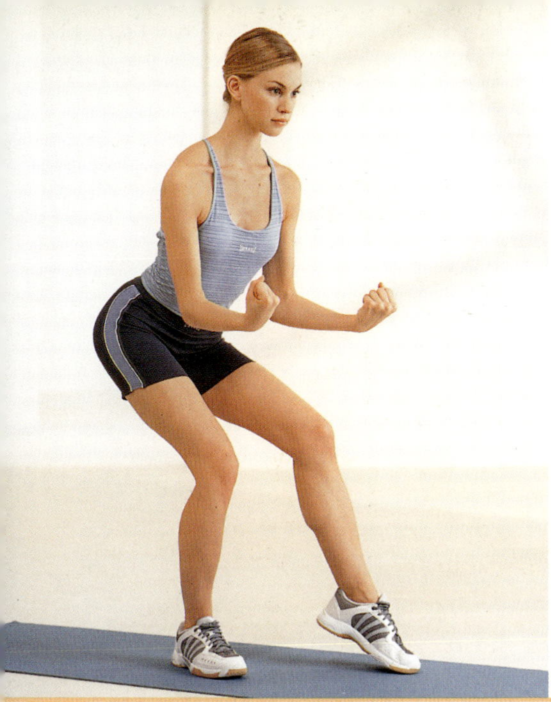

3 20 à 25 fois de chaque côté

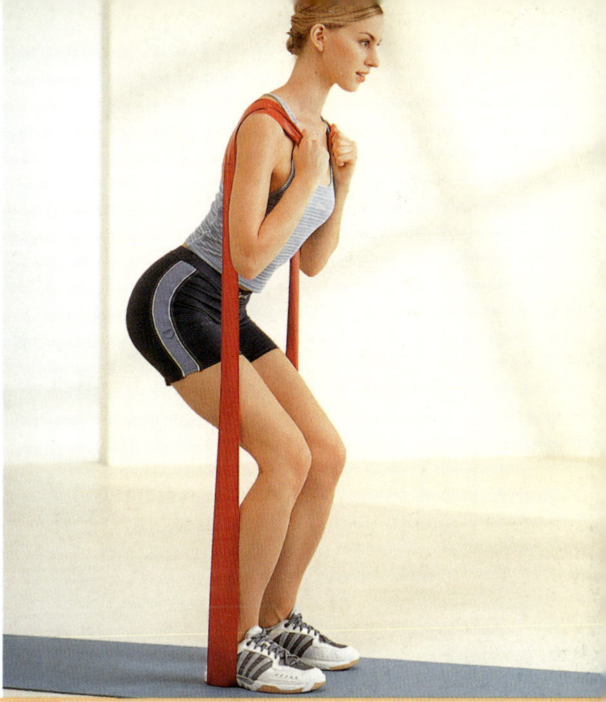

4 25 à 30 fois

- *Niveau 3 :* Pour augmenter l'intensité de l'effort, effectuez l'exercice avec une bande en latex. Tenez-vous debout sur la bande et saisissez les extrémités des deux mains. Ramenez-les au-dessus des épaules. Puis effectuez l'exercice selon les indications du niveau 1. Les mains restent constamment au niveau des épaules. 4

CONSEIL

Plus de force avec de la résistance

Vous pouvez augmenter l'intensité de l'entraînement en employant des haltères ou des bandes en latex. Vous n'avez toutefois pas à redouter de développer vos muscles en largeur car les résistances utilisées ne sont pas assez puissantes pour cela. Il ne s'agit pas d'un entraînement musculaire maximum consistant à travailler avec une résistance importante et un nombre de répétitions réduit. Dans le cas présent, on parle plutôt d'un entraînement de l'endurance musculaire avec une résistance raisonnable et un nombre de répétitions relativement important (page 38). Les muscles se développent donc en douceur et s'allongent grâce aux exercices de stretching.

Lever de jambe à plat ventre

Modèle le postérieur.

- Allongez-vous sur le ventre, jambes serrées. Relâchez la tête et la nuque et posez le front sur les mains. Contractez légèrement les muscles du dos et les fessiers. Étirez la colonne vertébrale en imaginant que la tête et le coccyx partent dans des directions opposées.
- *Niveau 1 :* Contractez plus fortement les fessiers. Fléchissez la jambe gauche de sorte que jambe et cuisse forment un angle à 90°. Renforcez la tension du dos pour éviter de cambrer. Maintenez la plante du pied gauche parallèle au plafond et décollez au minimum le genou du sol. Renforcez la contraction des fessiers et levez le talon le plus haut possible sans basculer la jambe vers l'extérieur. 1 Relâchez, mais pas complètement.
- *Niveau 2 :* Tendez la jambe gauche, tirez la pointe du pied vers vous et levez légèrement la jambe. Contractez les fessiers plus fortement et levez la jambe sans occasionner de bascule des hanches. Le genou ne touche plus le sol et une partie de la cuisse est levée. La pointe du pied est orientée vers le sol. 2
- *Niveau 3 :* Tendez les deux jambes, tirez la pointe des pieds vers le sol et levez les jambes au minimum. Contractez les fessiers, contrôlez le dos et levez les jambes en décollant du sol les genoux et une partie des cuisses. En les levant, écartez-les de la largeur des hanches. Maintenez la stabilité des hanches et plaquez-les au sol, tandis que la pointe des pieds est constamment orientée vers le sol. 3 Veillez au déroulement régulier de l'exercice. Le lever des jambes doit être aussi lent que leur abaissement. Expirez en comptant jusqu'à deux pour les lever, puis inspirez en comptant également jusqu'à deux pour les baisser. Ne les relâchez pas complètement, mais stoppez-les juste au-dessus du sol et enchaînez avec la répétition suivante.

Important : Si vous ressentez une tension plus forte dans le bas du dos que dans les fessiers, vous pouvez aussi utiliser un step et augmenter progressivement la tension musculaire. Allongez-vous, les hanches posées sur le step et suivez les indications de l'exercice.

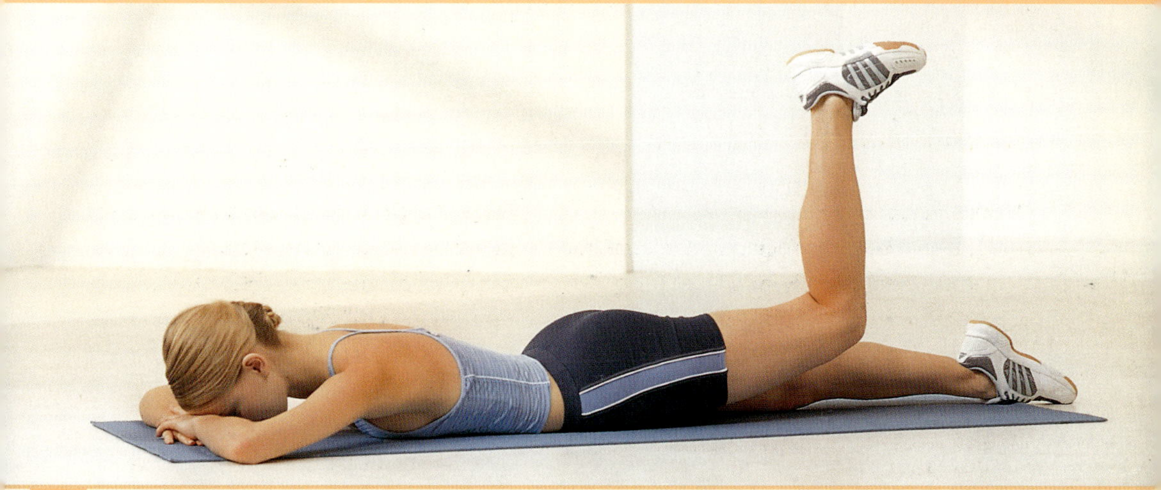

1 20 à 25 fois de chaque côté

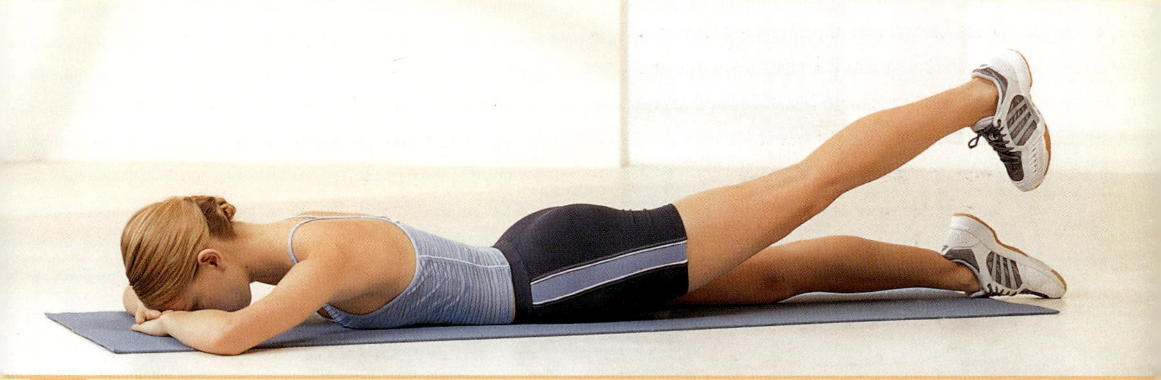

2 20 à 25 fois de chaque côté

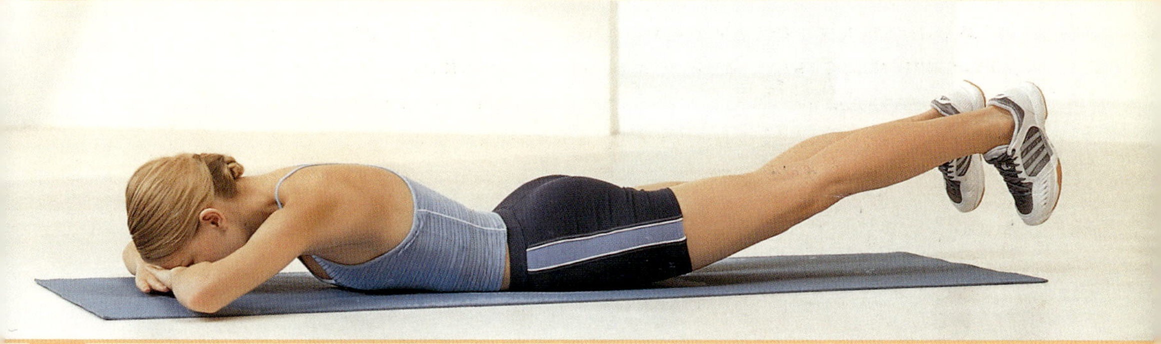

3 20 à 25 fois de chaque côté

Planche en hauteur

Renforce le grand et le petit fessier.

- Allongez-vous sur le ventre et prenez appui au sol sur vos avant-bras en les écartant de la largeur des épaules, les doigts orientés vers l'avant. Maintenez les épaules à la hauteur des coudes et activez les muscles des épaules. Maintenez le dos bien droit, la tête dans le prolongement de la colonne vertébrale. Mettez-vous sur la pointe des pieds et contractez les abdominaux et les muscles du dos. Levez ensuite les jambes de sorte qu'elles soient alignées avec le buste. 1
- *Niveau 1 :* Basculez le poids du corps sur la jambe droite et contractez les fessiers. Décollez prudemment du sol la pointe du pied gauche sans abaisser la hanche. Tirez le talon gauche vers l'arrière, tendez la jambe et tirez la pointe de pied vers vous, orientée vers le sol pendant toute la durée de l'exercice. 2 Baissez lentement la jambe sans la poser. Enchaînez avec la répétition suivante.

1

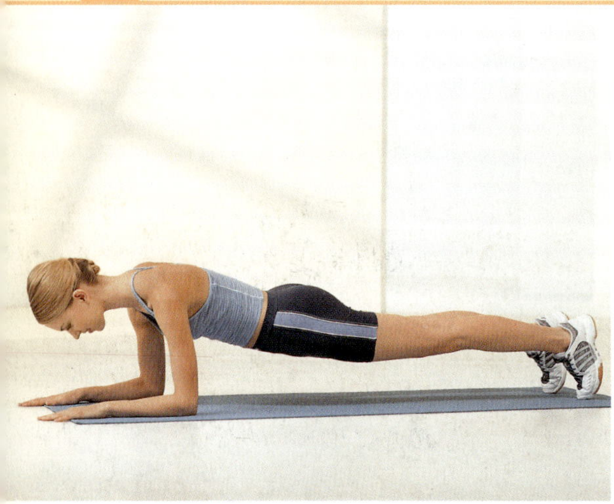

2 **10 à 15 fois de chaque côté**

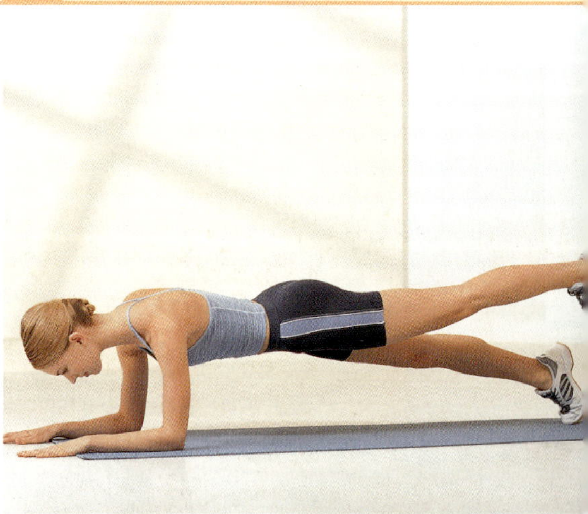

• *Niveau 2 :* Adoptez la position quadrupède. Tendez les bras de manière à ce que les poignets soient placés verticalement sous l'articulation des épaules. Contractez fortement les muscles du tronc et levez les jambes jusqu'à ce qu'elles soient alignées avec le buste. Contractez les fessiers et basculez le poids du corps sur la jambe droite. Décollez le pied gauche du sol en orientant le talon vers l'arrière. Maintenez la jambe gauche tendue et levez-la le plus possible tant que les hanches vous le permettent. **3** Baissez la jambe sans la poser complètement et enchaînez avec la répétition suivante.

• *Niveau 3 :* Pour augmenter l'intensité de l'exercice utilisez une bande en latex. Nouez les deux extrémités et passez-la autour des chevilles. Puis adoptez la position de départ décrite au niveau 2. Contractez fermement les fessiers, décollez le pied du sol et tendez la jambe. Continuez de la lever en luttant contre la résistance de la bande en latex. **4** Relâchez et baissez la jambe juste au-dessus du sol, puis enchaînez avec la répétition suivante.

3 **10 à 15 fois de chaque côté**

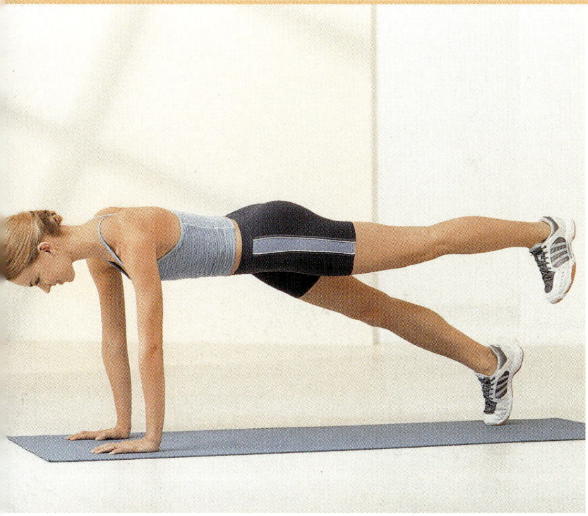

4 **10 à 15 fois de chaque côté**

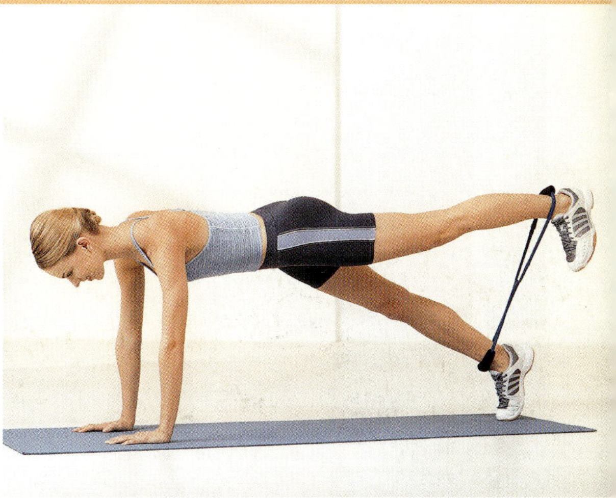

Alignement sur le côté

Modèle le moyen fessier et les obliques.

- Asseyez-vous en posant la fesse droite sur le tapis de sol et fléchissez les jambes. Prenez appui sur l'avant-bras droit. Contractez le corps, activez les muscles des épaules et levez le buste à partir de l'épaule. Le coude se situe au-dessous de l'articulation de l'épaule. Contractez légèrement les muscles du dos et les abdominaux, la tête est dans le prolongement de la colonne vertébrale. Posez la main gauche sur la hanche. 1
- *Niveau 1 :* Contractez plus fortement le moyen fessier, les muscles de la cuisse et du tronc et levez les hanches de sorte que la cuisse et le buste soient alignés. 2 Baissez les hanches sans toucher le sol. Maintenez la contraction des épaules et enchaînez avec la répétition suivante.

Important : Veillez à contracter les muscles des épaules de manière à ce qu'il y ait un écart important entre l'aisselle et l'avant-bras ; ceci pour protéger l'articulation de l'épaule et votre colonne vertébrale des mauvaises postures et des blessures.

1

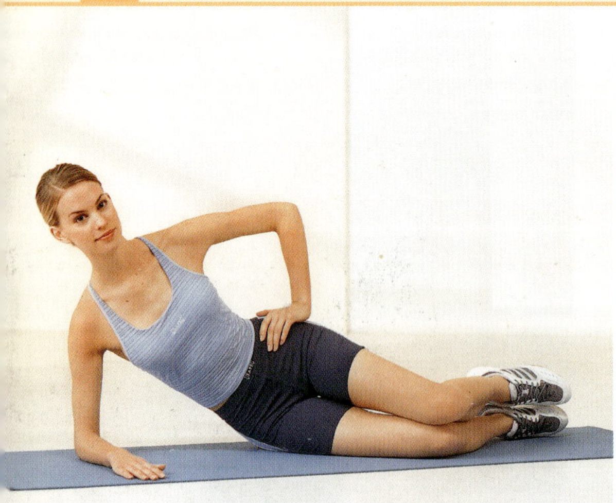

2 **20 à 25 fois de chaque côté**

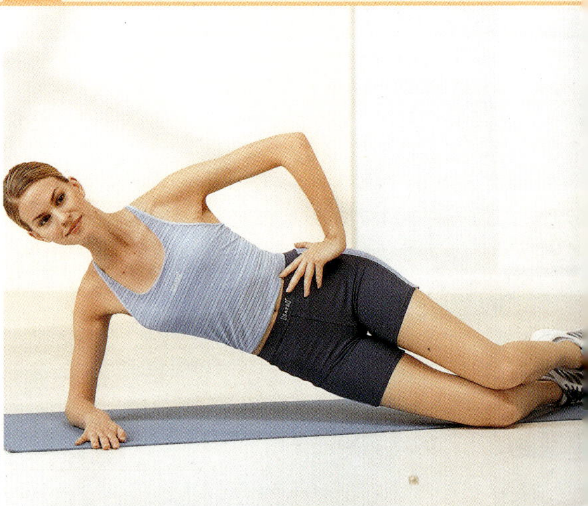

- *Niveau 2 :* En position assise, fléchissez la jambe droite devant l'axe du corps et tendez la jambe gauche dans le prolongement du buste. Contractez les muscles du tronc et les fessiers et décollez le bassin du sol, en levant simultanément la jambe gauche tendue. Continuez de lever le bassin en maintenant la jambe gauche tendue. 3 Baissez lentement le bassin sans le poser. Enchaînez avec la répétition suivante.

- *Niveau 3 :* Prenez appui au sol avec l'avant-bras droit et contractez légèrement les épaules. Tendez les jambes de sorte qu'elles soient l'une au-dessus de l'autre et dans le prolongement du buste. Posez la main gauche sur la hanche. Contractez davantage les muscles du tronc et levez un peu plus la jambe gauche. Puis décollez les hanches de sol et levez lentement le bassin, en maintenant la jambe gauche toujours à la même distance de la jambe droite. 4 Baissez le bassin sans le poser et en gardant la jambe gauche en l'air. Enchaînez avec la répétition suivante.

3 20 à 25 fois de chaque côté

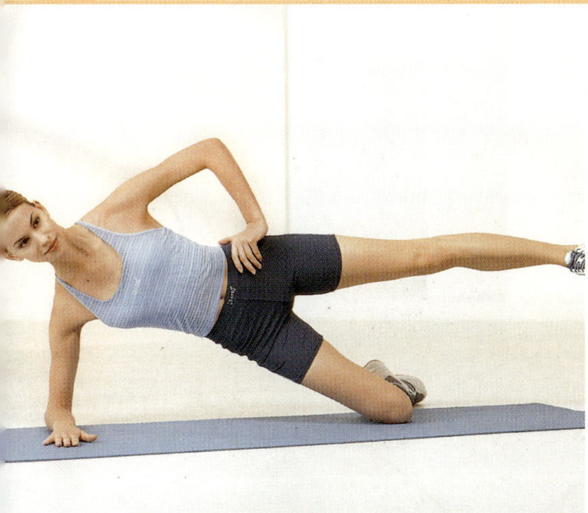

4 20 à 25 fois de chaque côté

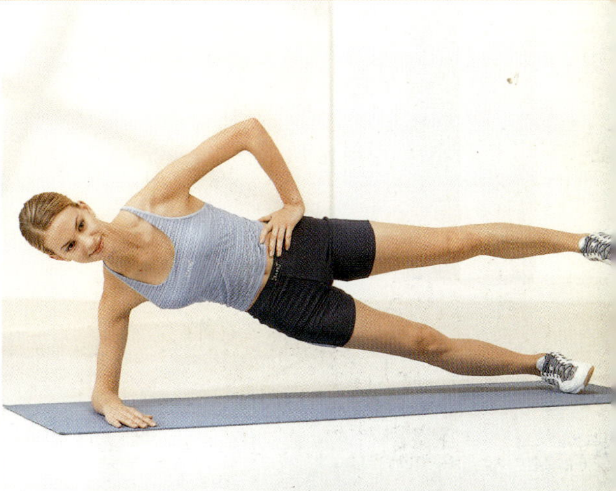

Poussée de la jambe

Active le moyen fessier.

- Adoptez la position quadrupède. Les poignets se situent verticalement au-dessous de l'articulation des épaules. Les genoux sont situés verticalement au-dessous de l'articulation des hanches. Les doigts sont orientés vers l'avant. Contractez légèrement les abdominaux, le plancher pelvien et les muscles du dos et maintenez la tête dans le prolongement de la colonne vertébrale.
- *Niveau 1 :* Basculez le poids du corps sur la jambe droite. Contractez davantage les abdominaux et le plancher pelvien et stabilisez le dos. Levez un peu la jambe gauche sur le côté, de manière à ce qu'elle ne touche plus le sol. Maintenez l'angle droit au niveau du genou, ramenez la pointe du pied et levez la jambe le plus possible sans basculer le bassin. 1 Baissez ensuite la jambe de manière à ce que le genou touche presque le sol, puis enchaînez avec la répétition suivante.
- *Niveau 2 :* En position quadrupède, basculez le poids du corps sur la jambe droite et levez la jambe gauche sur le côté jusqu'à ce qu'elle ne touche plus le sol. Maintenez ainsi la cuisse gauche et tendez la jambe. Levez le pied au-dessus du sol et ramenez la pointe du pied. Stabilisez le dos, contractez davantage les abdominaux et levez la jambe en vous aidant des fessiers sans basculer le bassin. 2 Puis baissez lentement la jambe juste au-dessus du sol et enchaînez avec la répétition suivante.
- *Niveau 3 :* Depuis la position quadrupède, basculez le poids du corps sur la jambe droite. Levez la jambe gauche et tendez-la sur le côté. Puis contractez davantage les abdominaux, activez les épaules et levez la jambe droite, pointe de pied au sol. Levez davantage la jambe gauche de manière à décoller le pied du sol. Ramenez la pointe de pied vers vous. Levez encore la jambe gauche le plus possible. 3 Puis baissez-la en maintenant la jambe droite en position. Avant que le pied gauche ne touche le sol, enchaînez avec la répétition suivante.

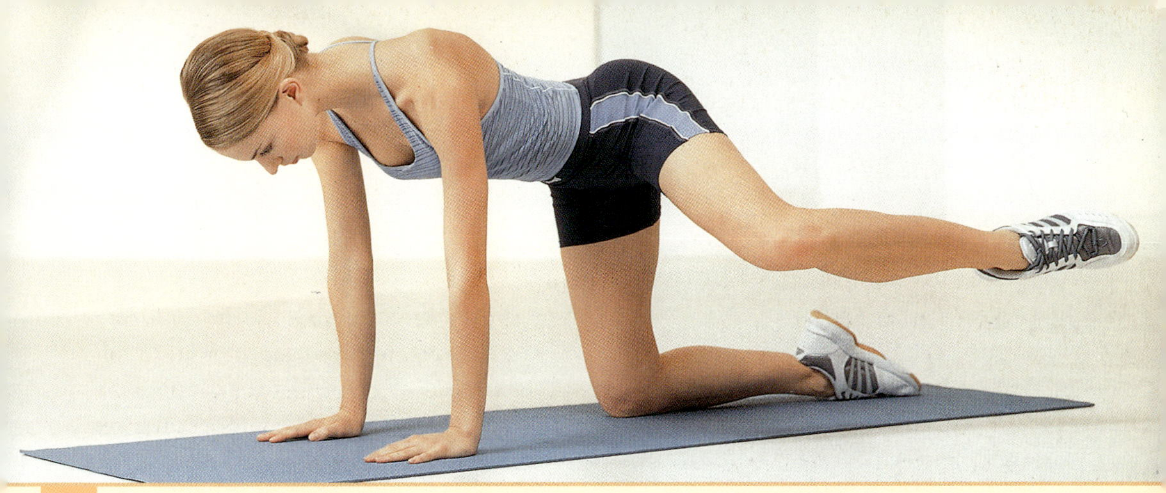

1 25 à 30 fois de chaque côté

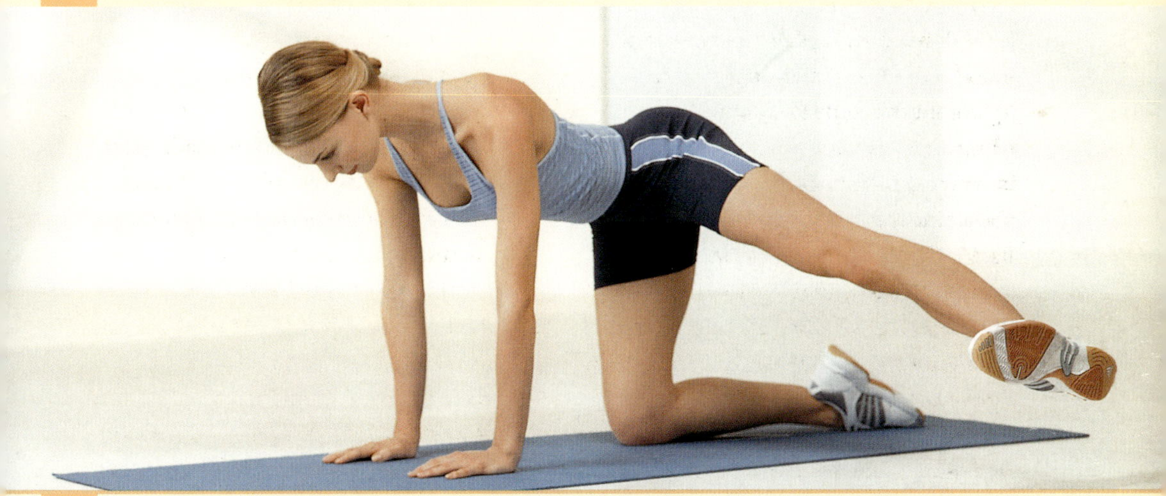

2 25 à 30 fois de chaque côté

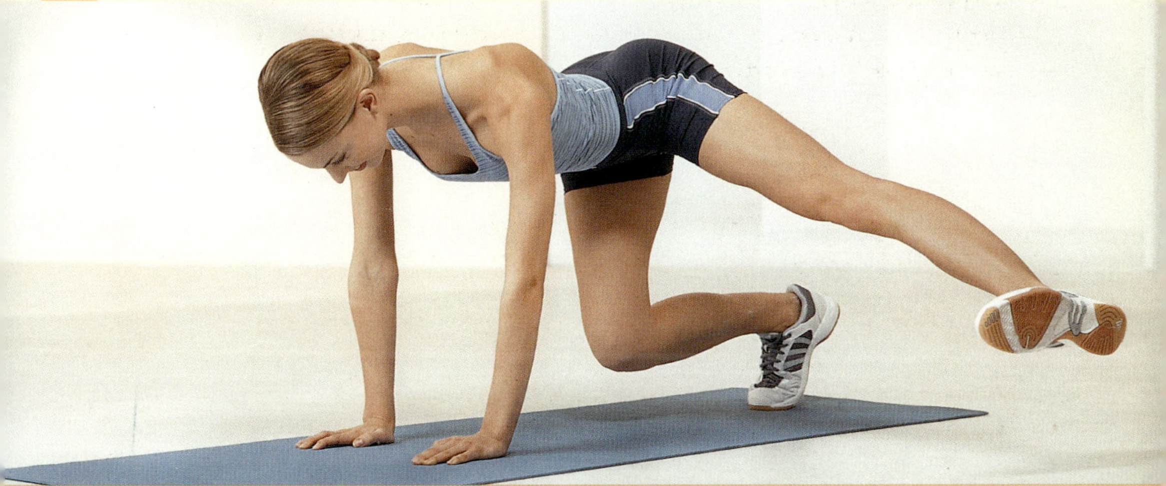

3 25 à 30 fois de chaque côté

Étirements des fessiers

Le postérieur doit être rond, sans toutefois gagner en importance. Il s'impose donc d'effectuer quelques étirements après chaque entraînement. Les mouvements suivants vous permettront de bien placer les muscles, d'équilibrer les formes et d'améliorer la tenue. Maintenez chaque étirement un minimum de 30 secondes de chaque côté.

Étirement en équilibre

- Tenez-vous debout et activez les abdominaux. Les jambes sont légèrement fléchies. Posez la cheville droite sur le genou gauche en penchant le buste vers l'avant à partir des hanches. Le genou droit est tourné vers l'extérieur. De votre main droite attrapez le genou droit et de la main gauche la cheville droite, puis fléchissez davantage la jambe gauche. La main droite soutient l'étirement. 1

Étirement allongé

- Allongez-vous sur le dos et posez les pieds à plat au sol. Posez la cheville gauche sur le genou droit et tournez le genou gauche vers l'extérieur. Saisissez la cuisse droite des deux mains et tirez le genou droit vers vous. Les fessiers et la tête restent plaqués au sol. 2

1 30 secondes de chaque côté

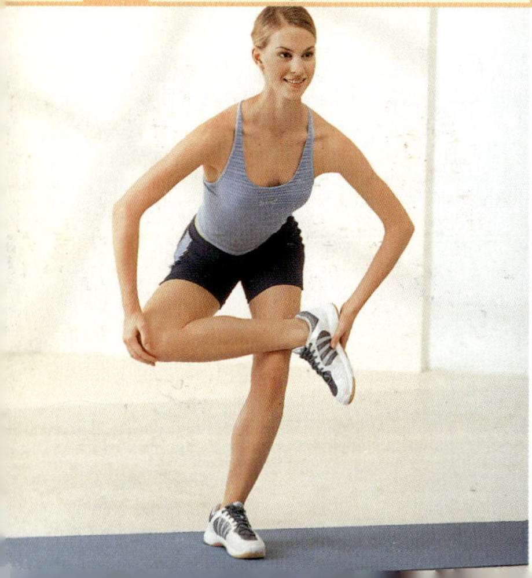

2 30 secondes de chaque côté

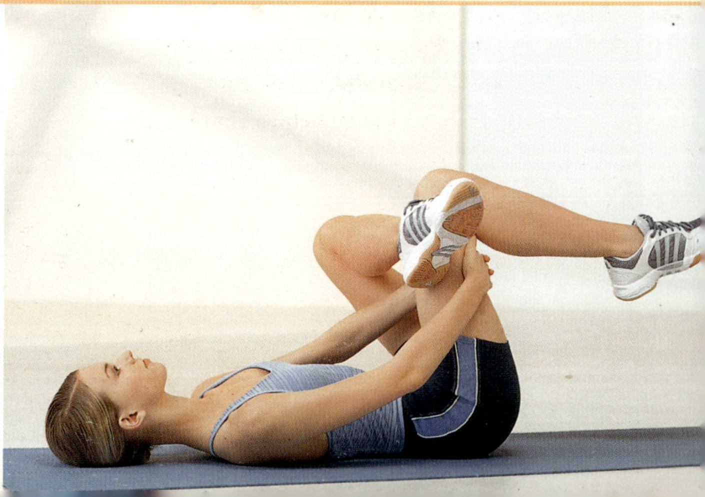

Étirements assis

- Asseyez-vous bien droite. Écartez les jambes et basculez sur le côté droit. L'angle formé entre la cuisse et la jambe droite doit être de 90°. Penchez ensuite le buste bien droit sur la jambe droite. 3

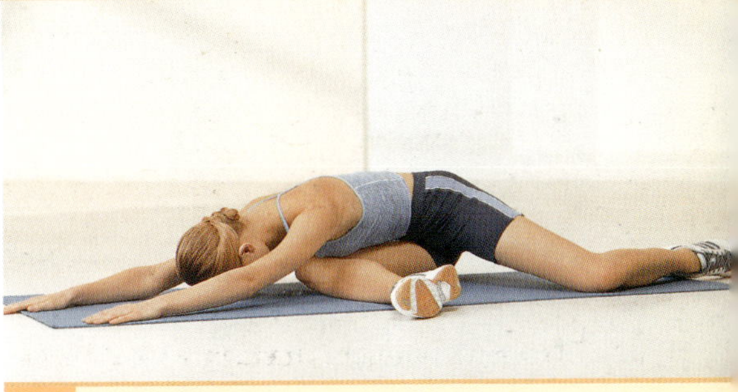

3 30 secondes de chaque côté

Étirements en rotation

- Asseyez-vous bien droite et tendez les jambes. Activez le plancher pelvien, les abdominaux et les muscles du dos. Placez ensuite le pied droit de l'autre côté du genou gauche. Tendez le bras gauche vers le haut et redressez le buste. Effectuez ensuite une rotation du buste vers la droite et placez le bras gauche sur le genou droit. Placez la main droite au sol derrière vous. Accentuez doucement l'étirement par la pression exercée par le bras droit et la traction de la main droite. 4

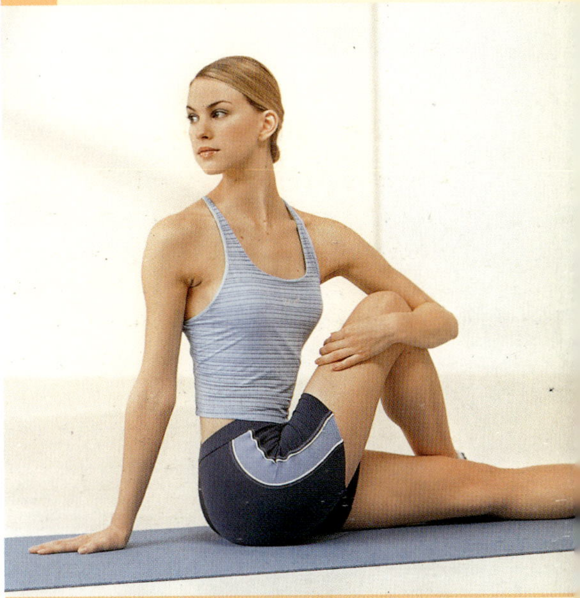

4 30 secondes de chaque côté

Étirements enroulés

- Asseyez-vous sur les jambes serrées et baissez le buste. Le front touche le sol et les bras sont tendus de chaque côté vers l'arrière. Faites-vous toute petite et profitez de cette détente. 5

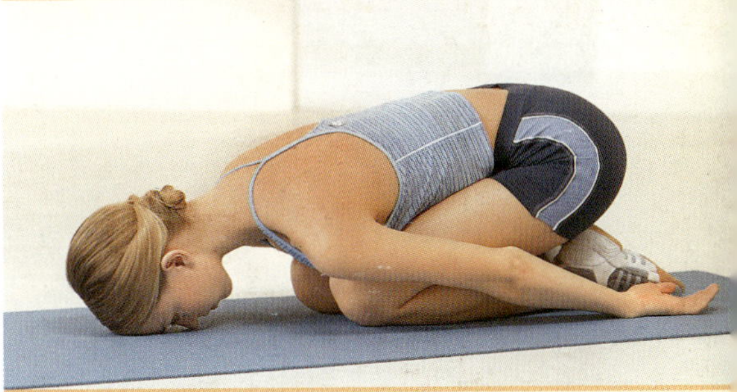

5 30 secondes

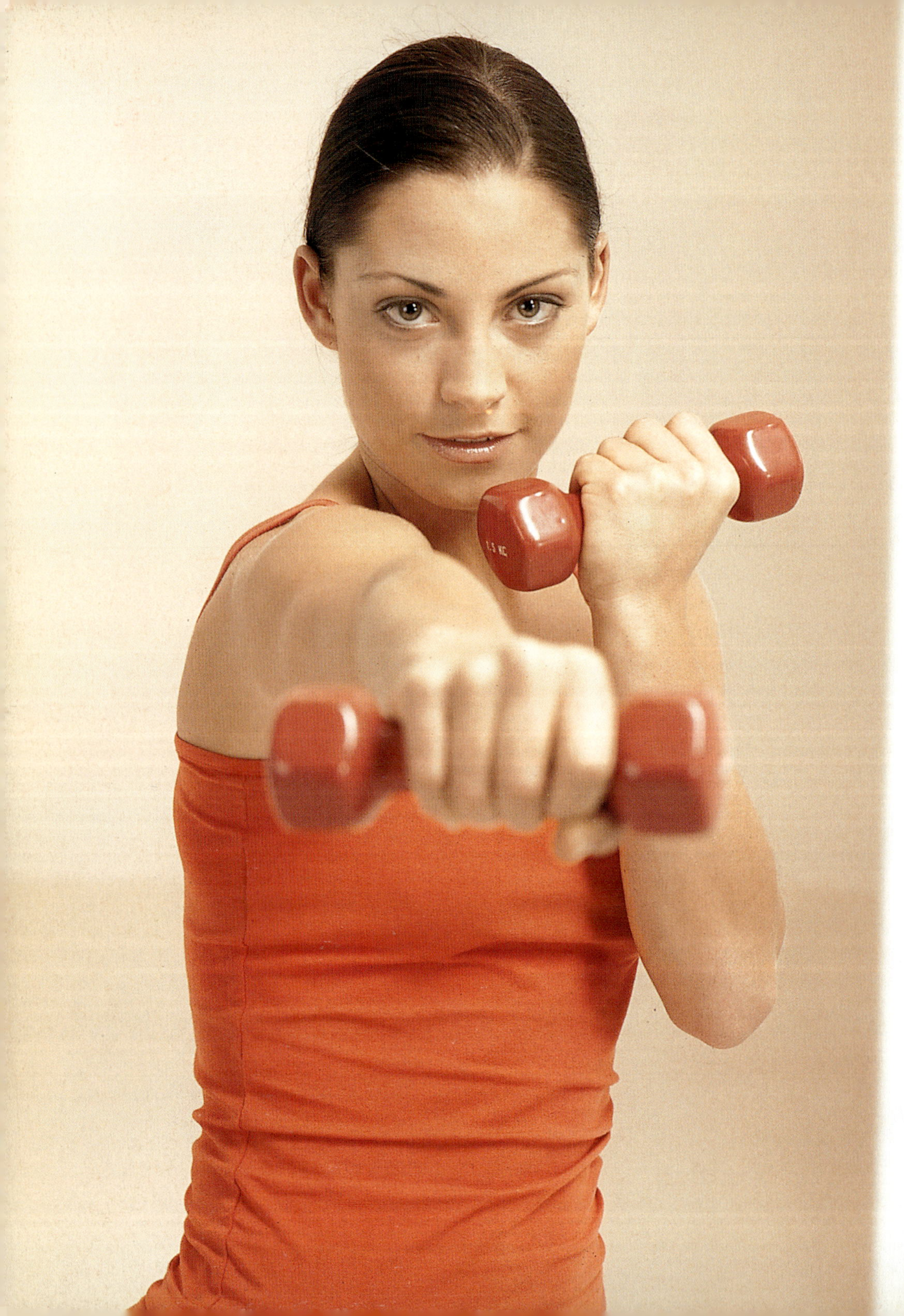

Des programmes complets

Vous souhaitez savoir comment enchaîner les exercices ? Vous recherchez un programme qui vous convienne personnellement ? Ce chapitre est conçu pour vous donner toutes les indications dont vous avez besoin.
Vous y trouverez, en outre, un entraînement adapté au buste qui vous permettra de respecter vos proportions physiques et un programme anticellulite qui achèvera de vous embellir.

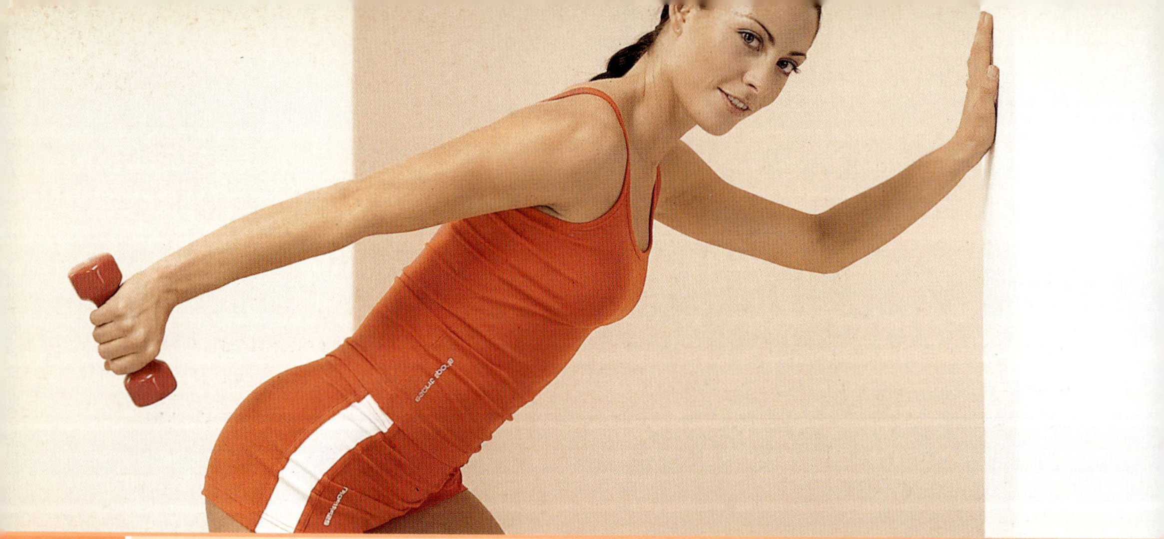

Un module d'exercices pour chaque partie du corps

Vous avez maintenant acquis des connaissances très concrètes sur les possibilités d'affiner votre silhouette. Les pages suivantes vous permettront de vous concocter un entraînement qui vous sera idéalement adapté sur une période d'un mois, jour après jour. Les trois programmes d'entraînement des abdominaux, des jambes et des fessiers vous indiquent précisément quand effectuer tel ou tel exercice ainsi que les temps consacrés au cardiotraining. Vous trouverez en outre deux programmes supplémentaires, l'un pour affiner votre buste (à partir de la page 109) afin de vous modeler une silhouette bien proportionnée en faisant travailler les muscles des épaules, des bras, du dos et de la poitrine ; les étirements qui suivent allongent la silhouette. L'autre programme (à partir de la page 118) vous permettra de faire disparaître les restes de cellulite.

Un module d'exercices pour des proportions harmonieuses

Si vous avez tendance à avoir les fesses et les hanches plus marquées tandis que le buste paraît au contraire plus étroit, optez pour le programme suivant qui vous permettra d'équilibrer les proportions de votre silhouette. En associant ce programme à une alimentation saine, vous pourrez vous affiner en l'espace d'un mois seulement.

1er jour : **Cardiotraining** plus trois exercices d'étirement au choix pour les jambes (p. 86-87)

2e jour : **Entraînement du buste** composé d'un échauffement (à partir de la p. 45) et d'exercices indiqués sur cette page et les deux suivantes.

3e jour : **Cardiotraining** plus trois exercices d'**étirement** au choix pour les fessiers (p. 104-105).

4e jour : **Entraînement des abdominaux** composé de quatre exercices au choix des abdominaux (à partir de la p. 48) plus des étirements (p. 66-67).

5e jour : **Cardiotraining** plus exercices d'étirement pour les jambes (p. 86-87).

6e jour : **Entraînement du buste** composé d'un échauffement (à partir de la p. 45) et des exercices proposés sur cette page et les deux pages suivantes.

7e jour : **Pause**

Suivez ce programme pendant trois semaines consécutives et essayez d'augmenter le niveau des exercices de sorte que vous puissiez, la quatrième semaine, effectuer des exercices pour les jambes et les fessiers de niveau 3.

Exercices pour le buste

Ce programme d'exercices vous permettra d'harmoniser votre silhouette si la partie inférieure de votre corps paraît plus importante que votre buste. Il vous permettra de faire travailler les bras, les épaules et le dos sans développer outrageusement votre musculature.

Poussée du dos

Fait travailler le dos.

- Tenez-vous debout sur une bande de latex. Écartez les jambes de la largeur des hanches et fléchissez-les légèrement. Tenez les extrémités de la bande dans chaque main et croisez celles-ci devant les jambes. Maintenez le buste bien droit et penchez-le légèrement vers l'avant. Les bras sont légèrement fléchis devant vous et les paumes sont tournées l'une vers l'autre. Levez maintenant doucement les bras sur le côté, puis baissez-les lentement. 1

1 20 25 fois

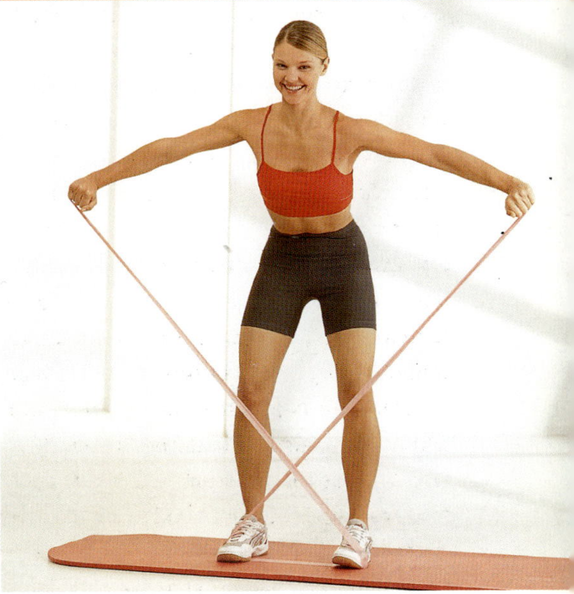

Exercice de la poitrine

Lifte les seins.

- Tenez-vous debout bien droite. Levez les bras sur le côté et fléchissez-les à la hauteur des épaules, puis ramenez-les devant vous. Joignez les mains, doigts orientés vers le plafond, épaules basses. Pressez les coudes, contractez les muscles de la poitrine et levez les bras autant que vous le pouvez, puis abaissez-les. 1

Exercice des épaules

Modèle les épaules.

- Tenez-vous debout bien droite et prenez des haltères dans les mains. Fléchissez les jambes au minimum. Laissez pendre les bras légèrement fléchis devant vous et contractez-les doucement. La paume des mains est orientée vers vous. Levez ensuite les bras devant vous à la hauteur des épaules en maintenant le buste stable. Puis baissez-les. 2

1 25 à 30 fois

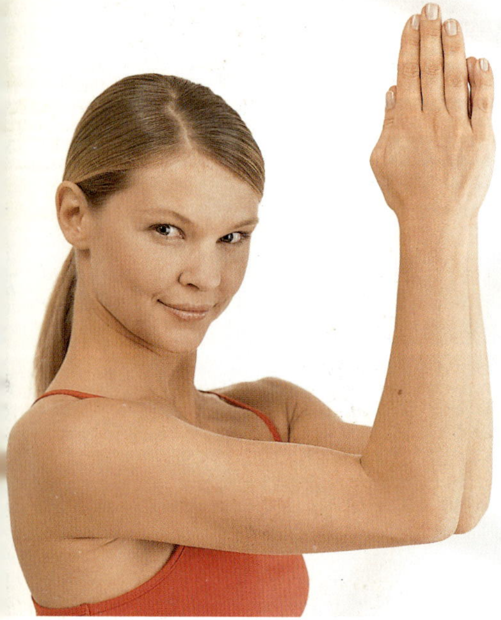

2 25 à 30 fois

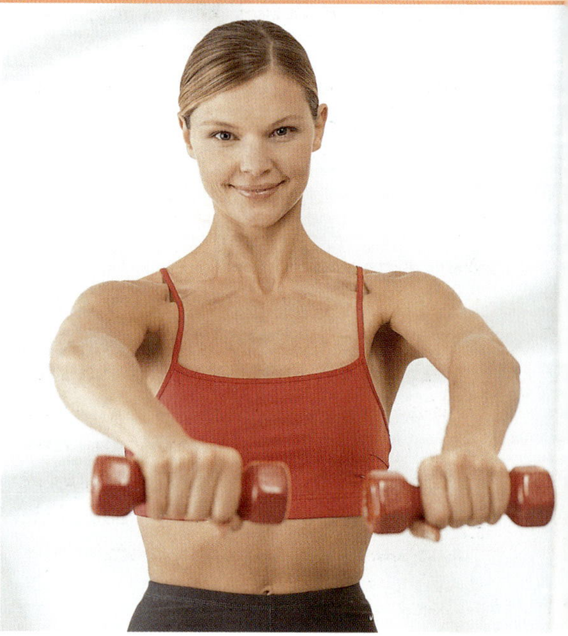

Curl des triceps

Raffermit les triceps.

- Tenez-vous bien droite et prenez un ou deux haltères dans la main droite. Tendez le bras vers le haut et maintenez le coude de la main gauche. Puis baissez la main droite vers l'arrière entre les omoplates. Ensuite relevez-la. 3

Étirement du buste

Étire les muscles de la poitrine et des épaules et modèle le buste.

- Adoptez la position quadrupède. Posez les mains à plat au sol loin devant vous et poussez le bassin en arrière. Orientez le regard vers le sol et faites pression sur les épaules jusqu'à ce que vous ressentiez une sensation agréable au niveau de la poitrine et des épaules. 4

Relaxation de la nuque

Étire la nuque.

- Tenez-vous debout bien droite et laissez les bras pendre le long du corps. Laissez doucement la tête pencher vers la droite, posez la main droite en guise de poids sur la tête sans faire pression dessus. Vous pouvez accentuer l'étirement avec le bras gauche en l'étirant dans la direction opposée. 5 Puis changez de côté.

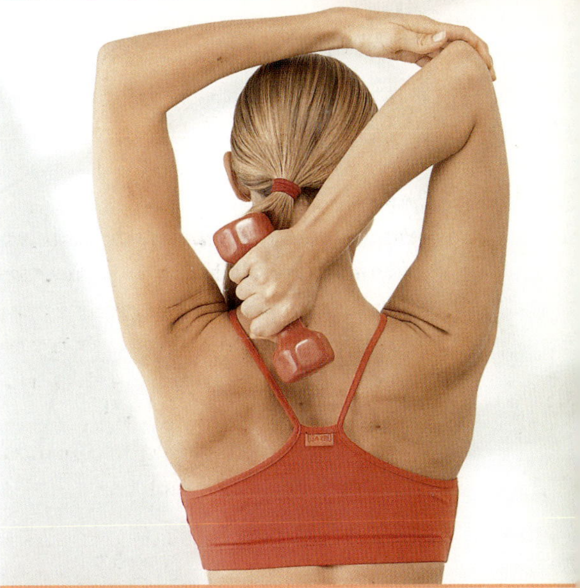

3 20 à 25 fois de chaque côté

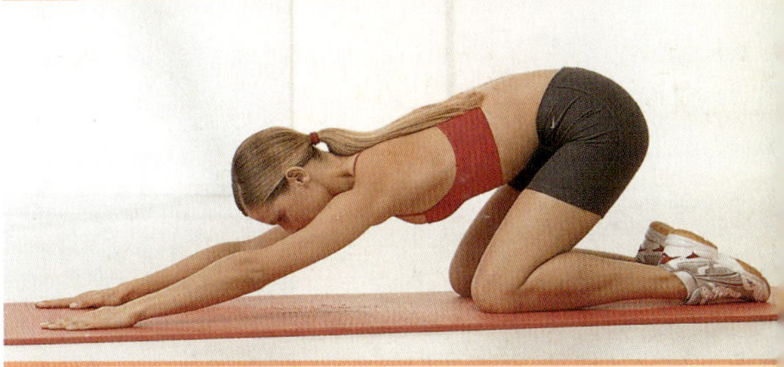

4 30 secondes

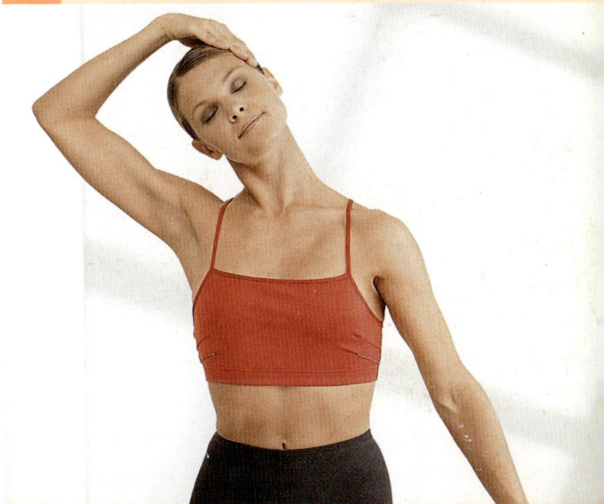

5 30 secondes de chaque côté

Programme d'entraînement pour le ventre

Le programme suivant vous permettra d'avoir rapidement le ventre plat en l'espace de quatre semaines.

1er jour : **Cardiotraining** selon le niveau.

2e jour : **Module pour le ventre** constitué d'un **échauffement** (à partir de la p. 45) et des **exercices** :
1 Crunch basic (p. 56),
2 Crunch de la taille (p. 50),
3 Planche (p. 62),
4 Bascule (p. 54),
Puis trois étirements choisis dans le programme des abdominaux (p. 66-67).

3e jour : **Cardiotraining.**

4e jour : **Pause.**

5e jour : **Module pour le ventre** constitué d'un **échauffement** (à partir de la p. 45) et **des exercices** :
5 Crunch de la jambe (p. 52),
6 Crunch inversé (p. 58),
7 Planche de côté (p. 64),
4 Bascule (p. 54),
Puis trois **étirements** choisis dans le programme des abdominaux (p. 66-67).

6e jour : **Pause**.

7e jour : **Module pour le ventre** constitué d'un **échauffement** (à partir de la p. 45) et des exercices :
4 Bascule (p. 54),
8 Crunch diagonal (p. 60),
1 Crunch basic (p. 56),
2 Crunch de la taille (p. 50),
Puis trois **étirements** choisis dans le programme des abdominaux (p. 66-67).

8e jour : **Pause**.

9e jour : **Module pour le ventre** constitué d'un **échauffement** (à partir de la p. 45) et des **exercices** :
3 Planche (p. 62),
4 Bascule (p. 54),
8 Crunch diagonal (p. 60),
6 Crunch inversé (p. 58).

10e jour : **Cardiotraining.**

Répétez les 10 jours en effectuant les mêmes exercices, mais cette fois en optant pour le niveau suivant si vous le pouvez. Puis essayez le niveau le plus élevé lors des 8 journées qui suivent.

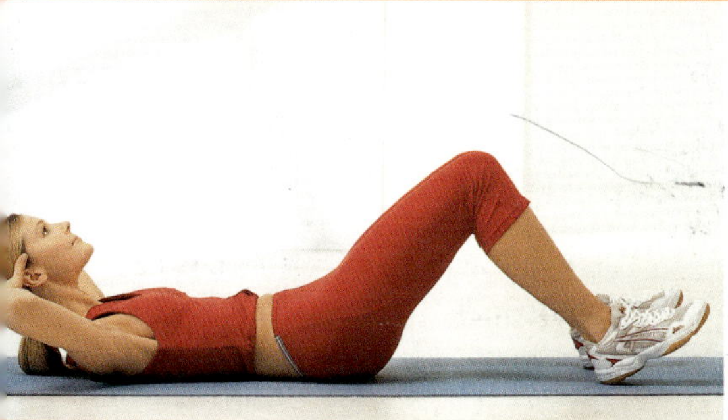

1 30 à 40 fois

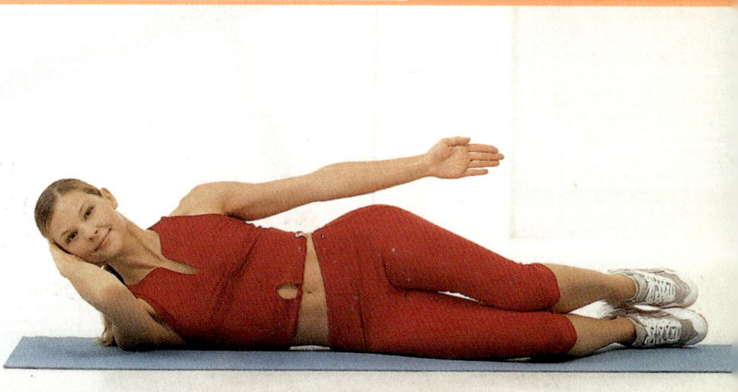

2 12 à 15 fois de chaque côté

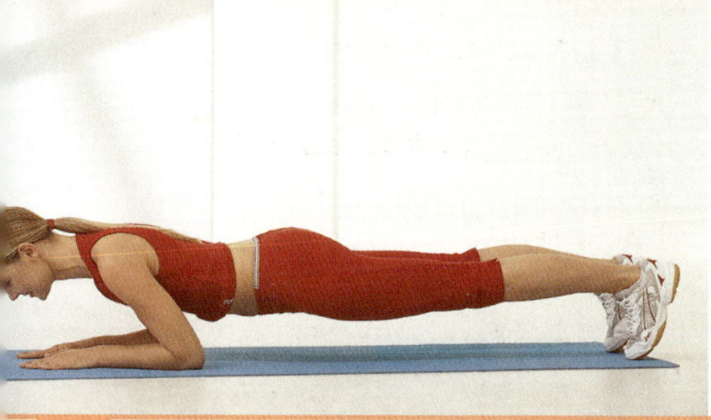

3 3 fois

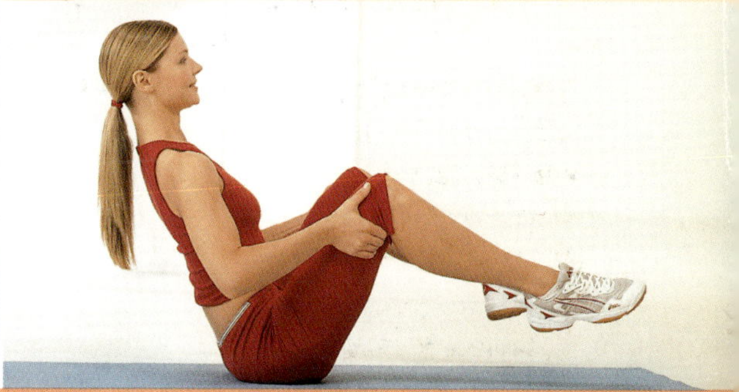

4 4 fois

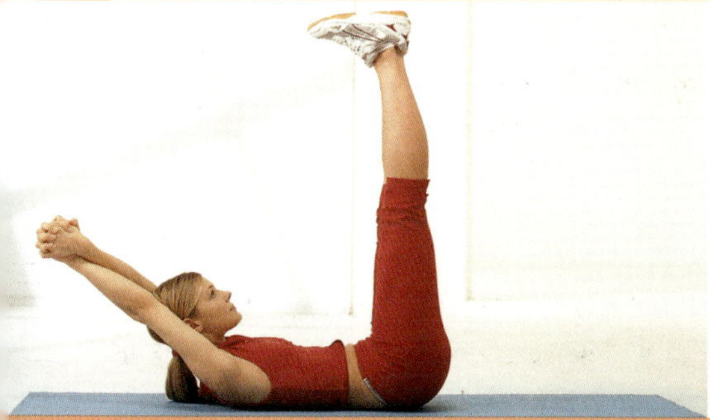

5 15 à 20 fois

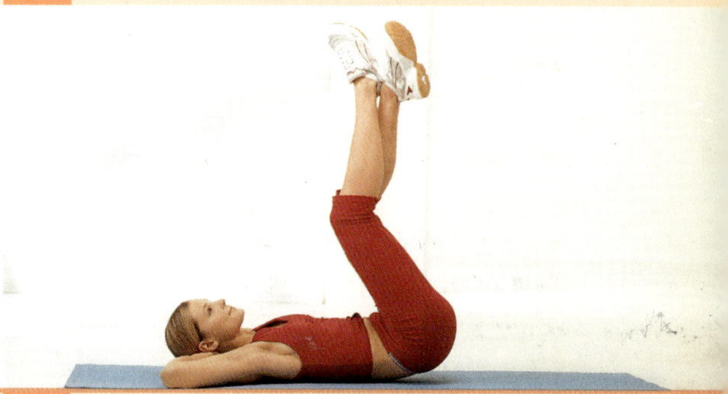

6 15 à 20 fois

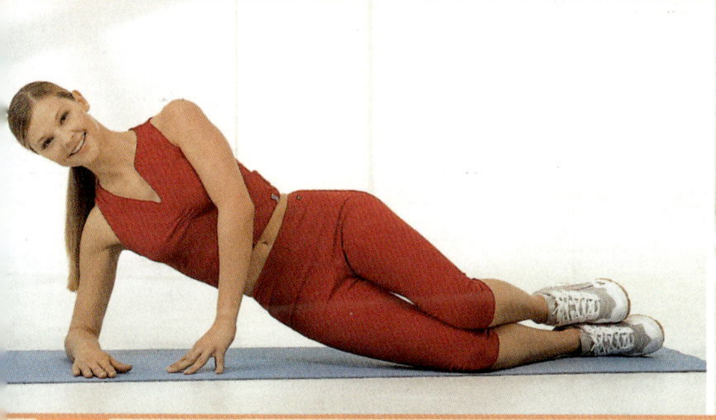

7 2 fois de chaque côté

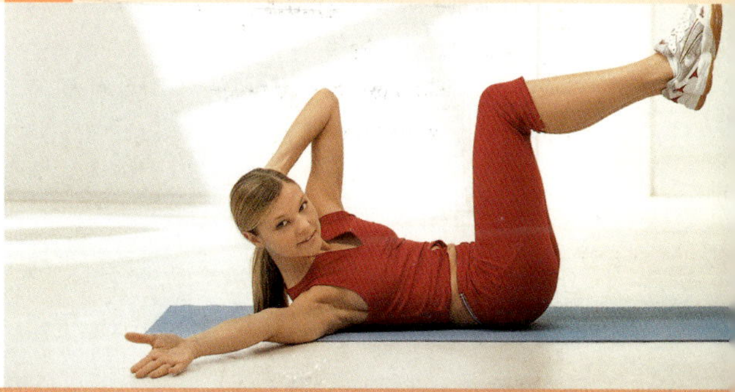

8 30 à 40 de chaque côté

Programme d'entraînement pour les jambes

Ce programme vous aidera à affiner vos jambes en un tournemain.

1er jour : **Module pour les jambes** constitué d'un **échauffement** (à partir de la p. 45) et des **exercices** :
1 Fente (p. 70),
2 Crunch de la cuisse (p. 76),
3 Lancer de ballon (p. 82),
4 Équilibre sur une jambe (p. 84),
Puis trois **étirements** choisis dans le programme pour les jambes (p. 86-87).

2e jour : **Cardiotraining** selon le niveau.

3e jour : Module pour les jambes constitué d'un **échauffement** (à partir de la p. 45) et des **exercices** :
8 Lever de jambe (p. 72),
2 Crunch de la cuisse (p. 76),
5 Lever de cuisse (p. 80),
6 Équilibre sur les pointes (p. 74),
Puis trois **étirements** choisis dans le programme pour les jambes (p. 86-87).

4e jour : **Cardiotraining.**

5e jour : **Pause.**

6e jour : **Module pour les jambes** constitué d'un **échauffement** (à partir de la p. 45) et des **exercices** :
4 Équilibre sur une jambe (p. 84),
7 Lever de jambe sur le côté (p. 78),
1 Fente (p. 70),
5 Lever de cuisse (p. 80),
Puis trois **étirements** choisis dans le programme pour les jambes (p. 86-87).

7e jour : **Cardiotraining**.

8e jour : **Pause.**

9e jour : **Module pour les jambes** constitué d'un **échauffement** (à partir de la p. 45) et des **exercices** :
2 Crunch de la cuisse (p. 76),
6 Équilibre sur les pointes (p. 74),
1 Fente (p. 70),
4 Équilibre sur une jambe (p. 84),
Puis trois **étirements** choisis dans le programme pour les jambes (p. 86-87).

10e jour : **Cardiotraining**.

Répétez les 10 jours en effectuant les mêmes exercices, mais cette fois en optant pour le niveau suivant si vous le pouvez. Puis essayez le niveau le plus élevé lors des 8 journées qui suivent.

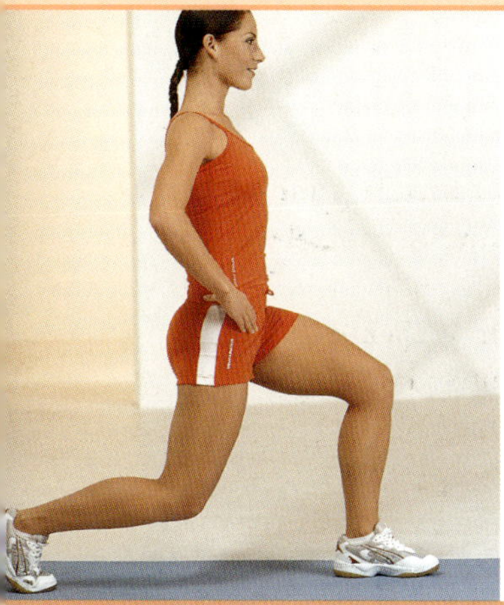

1 20 à 25 fois chaque

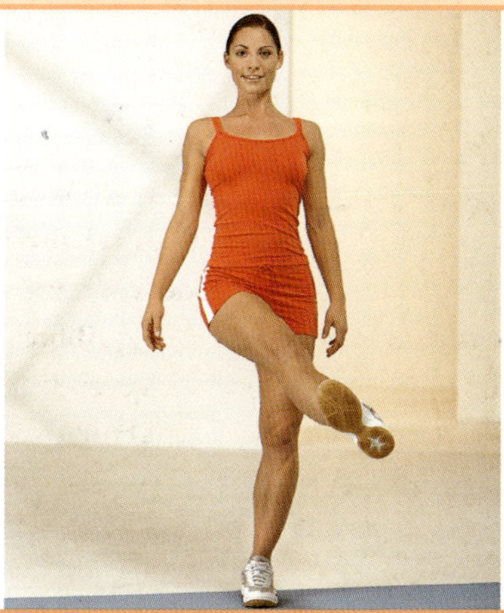

2 25 à 30 fois chaque

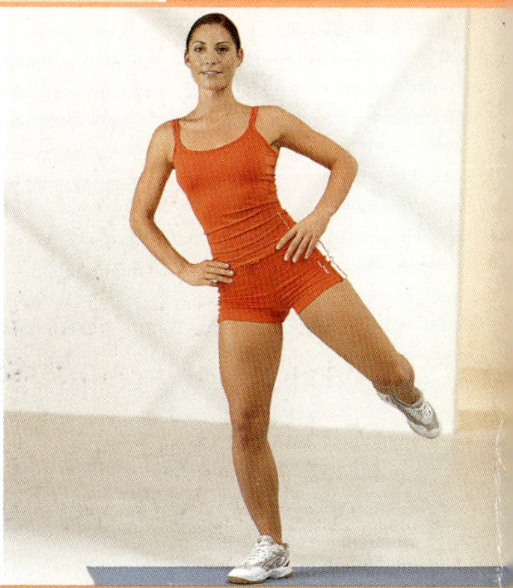

3 35 à 40 fois chaque

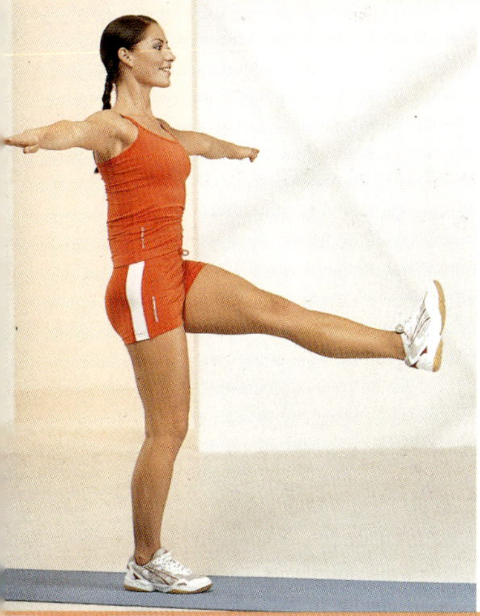

4 15 à 20 fois chaque

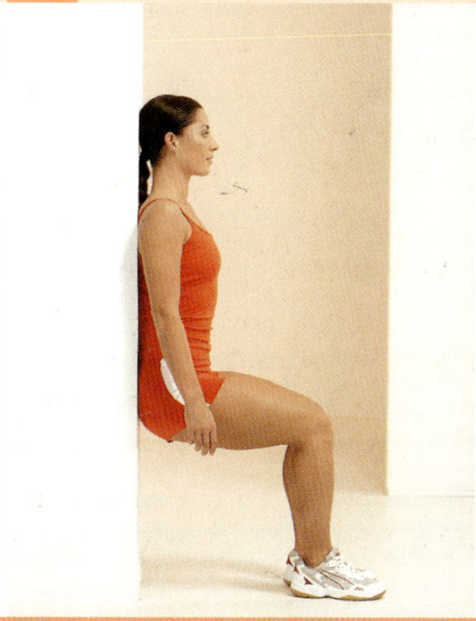

5 2 fois

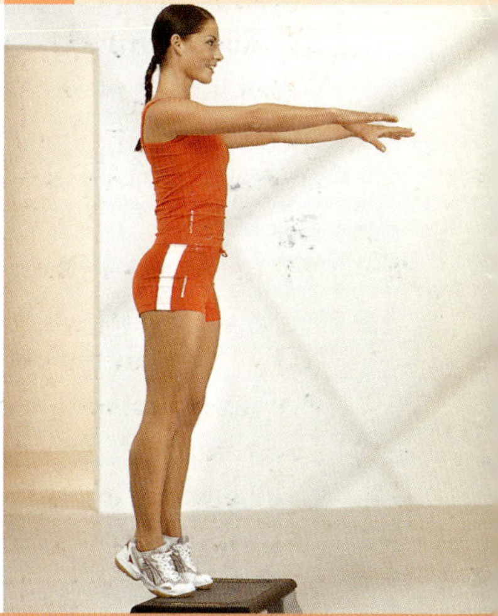

6 20 à 25 fois

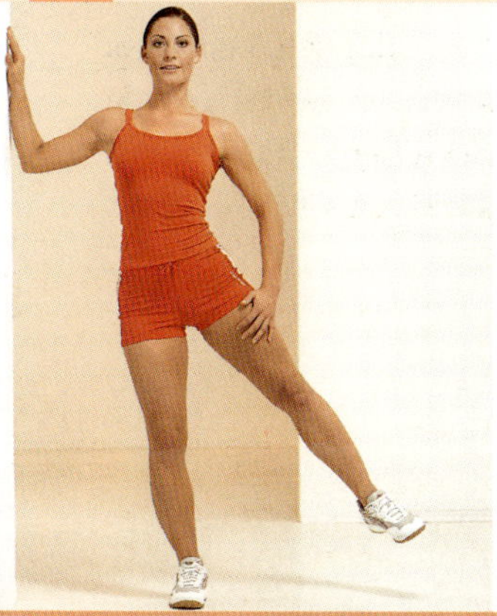

7 20 fois chaque

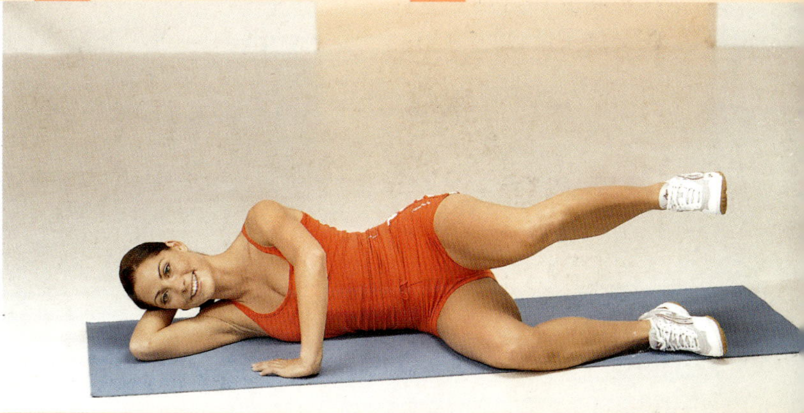

8 25 à 30 fois chaque

Programme d'entraînement pour les fessiers

Ce programme vous permettra de lifter vos fessiers en un temps record.

1er jour : **Module pour les fessiers** constitué d'un **échauffement** (à partir de la p. 45) et des **exercices** :
1 Lever de bassin (p. 90),
2 Squat profond (p. 94),
3 Course à pied (p. 92),
4 Alignement sur le côté (p. 100),
Puis trois **étirements** choisis dans le programme pour les fessiers (p. 104-105).

2e jour : **Cardiotraining** selon le niveau.

3e jour : **Module pour les fessiers** constitué d'un **échauffement** (à partir de la p. 45) et des **exercices** :
4 Alignement sur le côté (p. 100),
5 Lever de jambe à plat ventre (p. 96)
6 Planche en hauteur (p. 98),
7 Poussée de la jambe (p. 102),
Puis trois **étirements** choisis dans le programme pour les fessiers (p. 104-105).

4e jour : **Cardiotraining.**

5e jour : **Pause.**

6e jour : **Module pour les fessiers** constitué d'un **échauffement** (à partir de la p. 45) et des **exercices** :
3 Course à pied (p. 92),
7 Poussée de la jambe (p. 102),
1 Lever de bassin (p. 90),
2 Squat profond (p. 94),
Puis trois **étirements** choisis dans le programme pour les fessiers (p. 104-105).

7e jour : **Cardiotraining.**

8e jour : **Pause.**

9e jour : **Module pour les fessiers** constitué d'un **échauffement** (à partir de la p. 45) et des **exercices** :
5 Lever de jambe à plat ventre (p. 96)
4 Alignement sur le côté (p. 100),
7 Poussée de la jambe (p. 102),
3 Course à pied (p. 92),
Puis trois **étirements** choisis dans le programme pour les fessiers (p. 104-105).

10e jour : **Cardiotraining.**

Répétez les 10 jours en effectuant les mêmes exercices, mais cette fois en optant pour le niveau suivant si vous le pouvez. Puis essayez le niveau le plus élevé lors des 8 journées qui suivent.

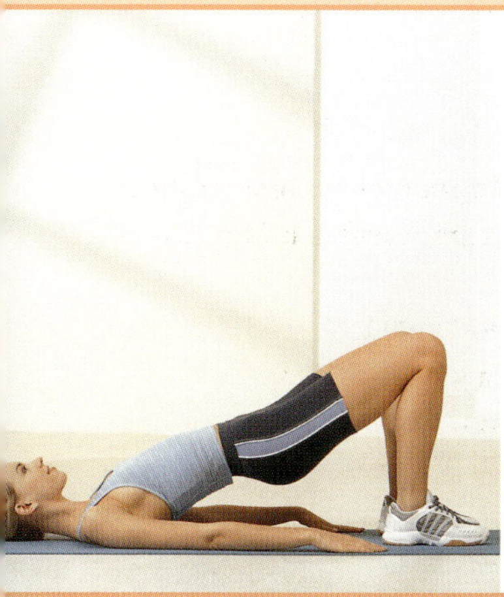

1 25 à 30 fois

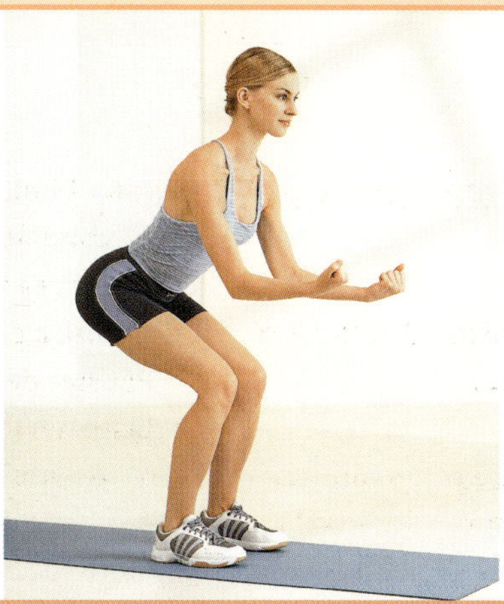

2 25 à 30 fois

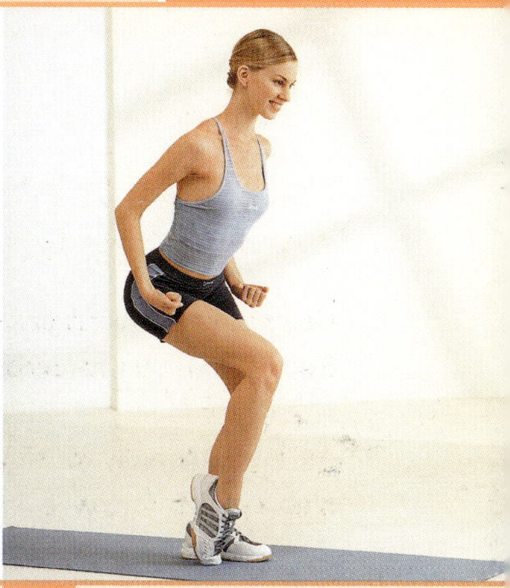

3 15 à 20 fois

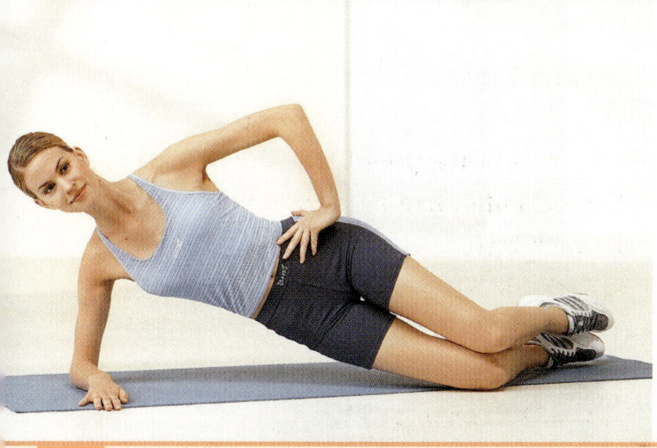

4 20 à 25 fois chaque

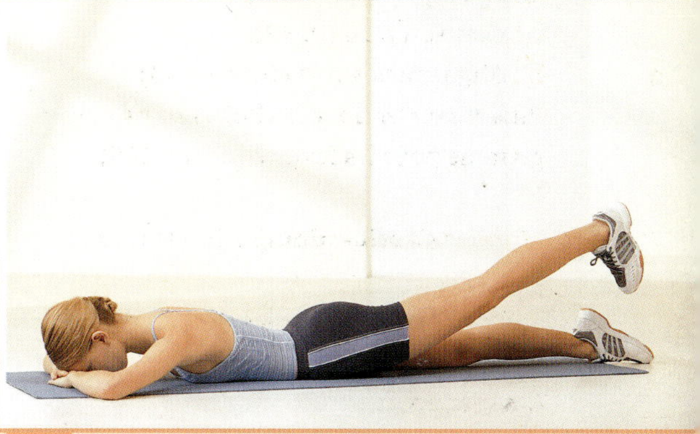

5 20 à 25 fois chaque

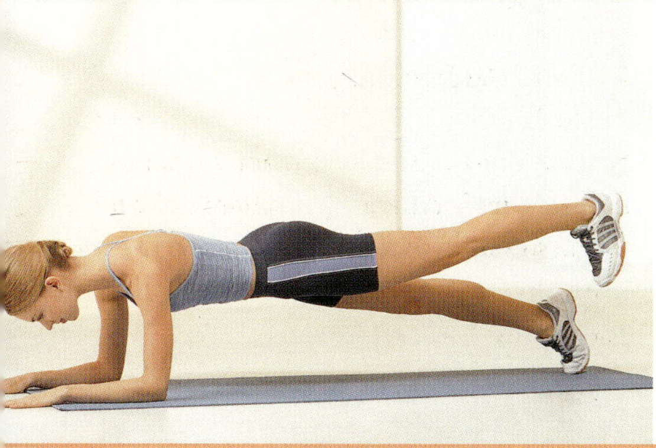

6 10 à 15 fois chaque

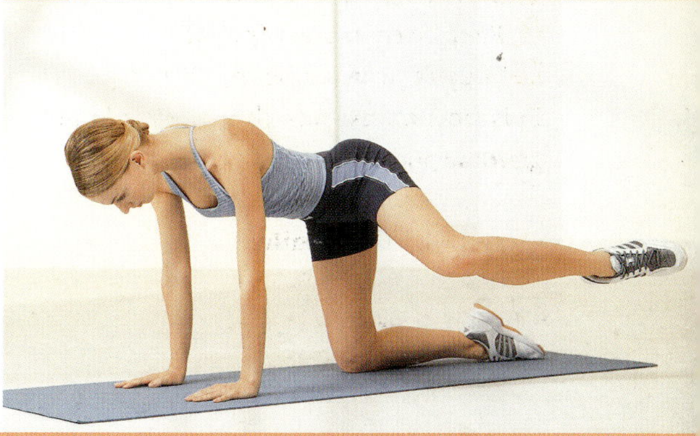

7 25 à 30 fois chaque

Programme anticellulite

Voici un programme anticellulite efficace pour lutter contre l'aspect inesthétique des tissus adipeux sur les cuisses et les fessiers, en plus de quelques conseils astucieux. La durée de l'entraînement doit être d'environ quatre semaines.

1er jour : **Échauffement** (à partir de la p. 45) suivi du module d'**exercices pour les jambes** :
1 Fente (p. 70),
2 Lever de jambe sur le côté (p. 78),
3 Équilibre sur une jambe (p. 84)
4 Crunch de la cuisse (p. 76).
N'oubliez pas le **stretching** (p. 86-87).

2e jour : **Cardiotraining** selon le niveau.

3e jour : **Échauffement** (à partir de la p. 45) suivi du module d'**exercices pour les fessiers** :
7 Lever de bassin (p. 90),
8 Lever de jambe à plat ventre (p. 96),
5 Squat profond (p. 94),
9 Poussée de la jambe (p. 102),
Puis quelques **étirements** (p. 104-105).

4e jour : **Cardiotraining** suivi d'un **exercice pour les fessiers** :
6 Course à pied (p. 92),
Puis quelques **étirements** (p. 04-105).

5e jour : **Échauffement** (à partir de la p. 45) suivi du module d'**exercices pour les jambes** :
1 Fente (p. 70),
3 Équilibre sur une jambe (p. 84).
Ajoutez les deux exercices suivants pour le ventre :
10 Crunch de la taille (p. 50),
11 Crunch de la jambe (p. 52),
Puis quelques **étirements** (p. 66-67).

6e jour : **Prenez soin de vous** !

7e jour : **Cardiotraining** suivi de l'exercice suivant **pour les fessiers**
9 Poussée de la jambe (p. 02),
Puis quelques **étirements** (p. 104-105).

Reprenez ce programme et mettez-le en pratique lors des trois semaines suivantes tout en essayant d'augmenter le niveau des exercices afin d'atteindre le niveau 3 lors de la quatrième semaine.

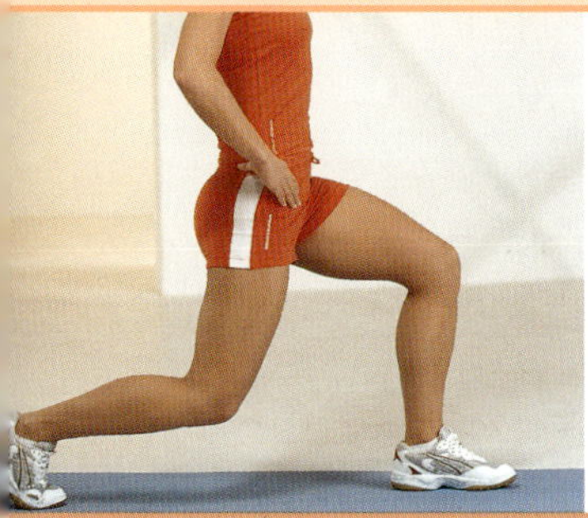

1 20 fois chaque

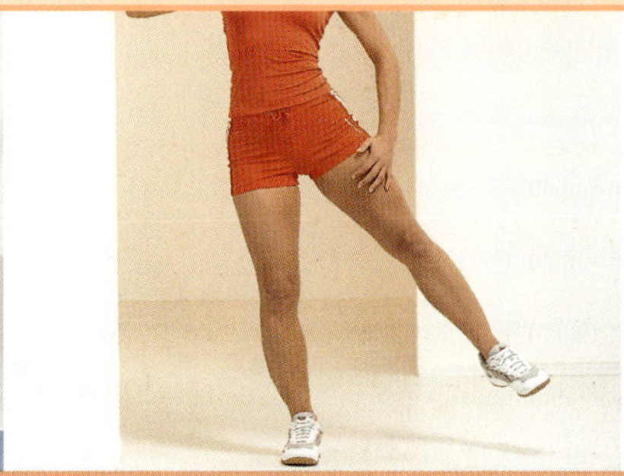

2 20 à 25 fois chaque

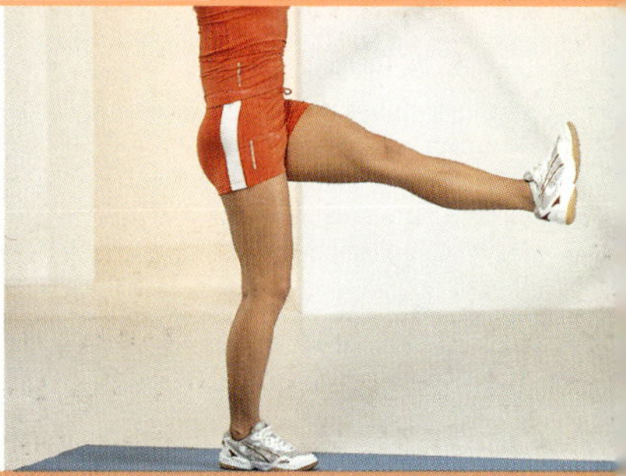

3 15 à 20 fois chaque

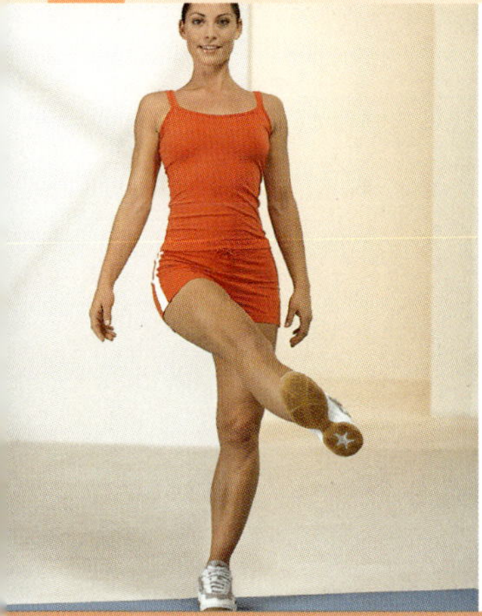

4 25 fois chaque

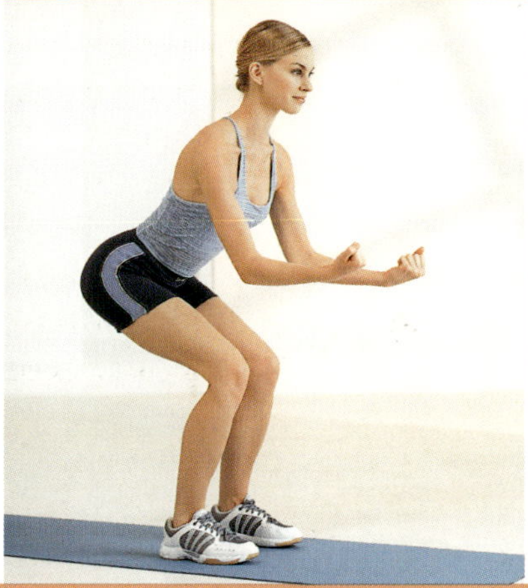

5 25 à 30 fois

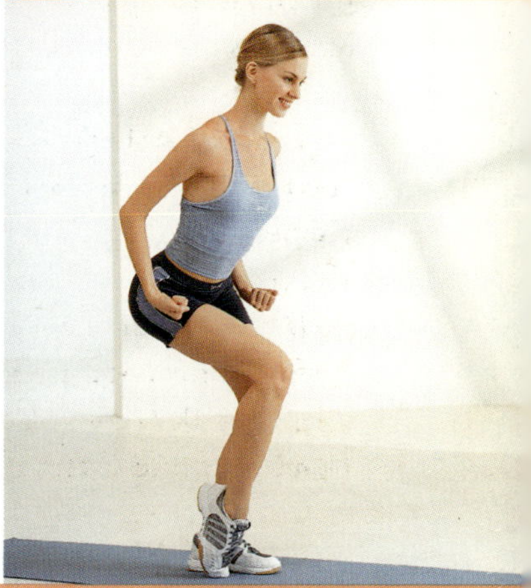

6 15 à 20 fois chaque

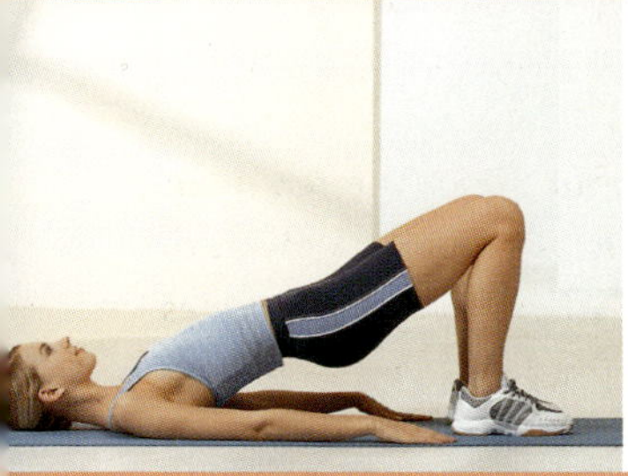

7 25 à 30 fois

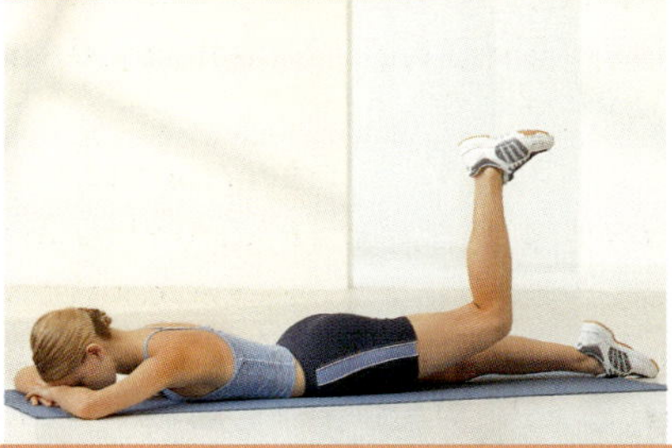

8 20 à 25 fois chaque

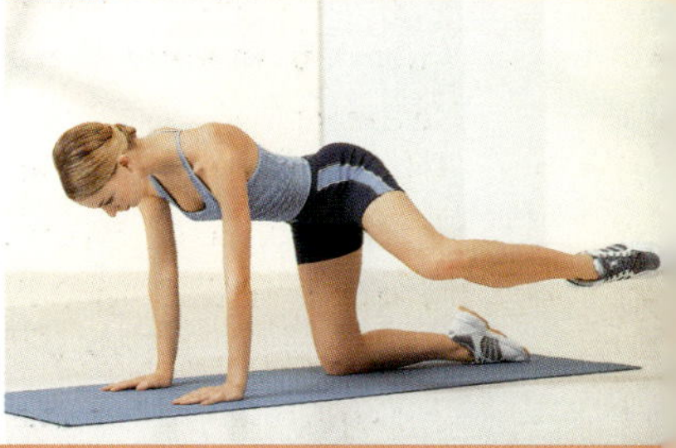

9 25 à 30 fois chaque

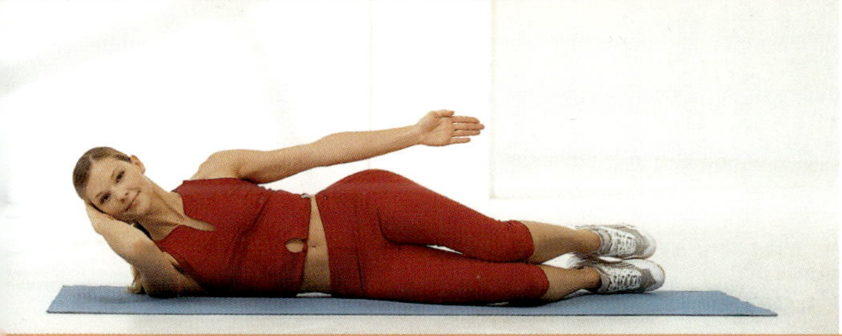

10 12 à 15 fois chaque

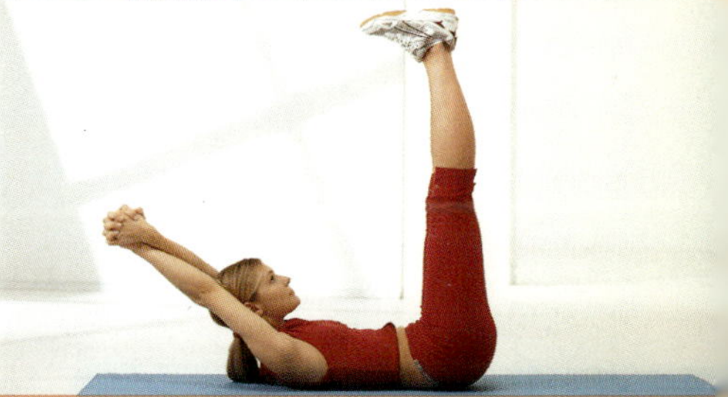

11 15 à 20 fois

Index

Index des exercices

Dans la même collection *Santé & Bien-Être/Fitness*

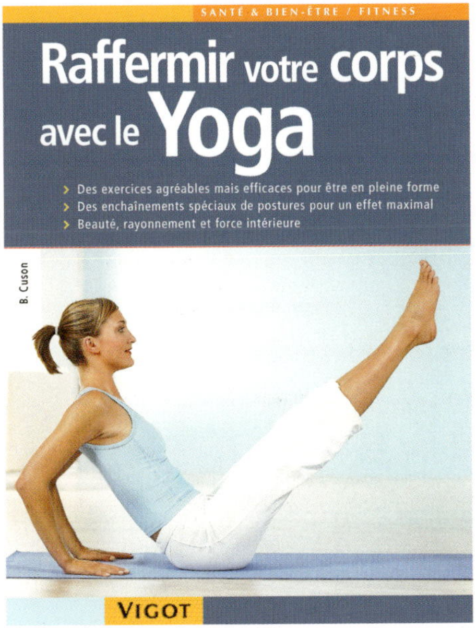

B. Cuson
Raffermir votre corps avec le yoga

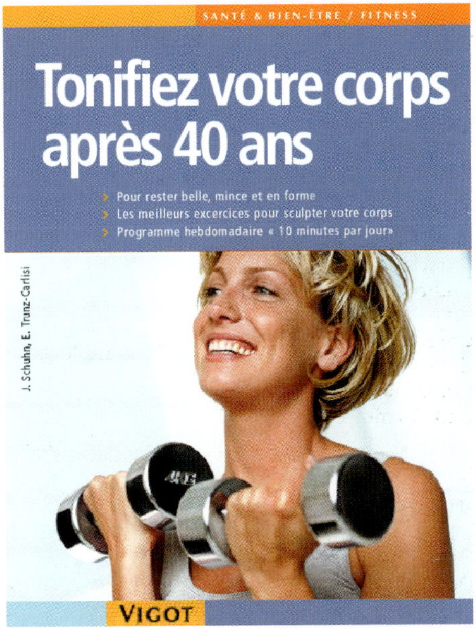

J. Schuhn, E. Trunz-Carlisi
Tonifiez votre corps après 40 ans

Avis important
L'auteur a soigneusement étudié et vérifié dans la pratique tous les conseils, exercices et suggestions présentés dans cet ouvrage. Ils ont été conçus pour des personnes ayant une constitution physique normale. À vous donc de décider dans quelle mesure vous pouvez et souhaitez les suivre. Ni l'auteur ni l'éditeur ne sauraient être tenus responsables de tout ennui causé par l'application des propos défendus dans cet ouvrage.

Photographies : Marcel Weber (remerciements à USA PRO et Sport Scheck, Munich). Sauf :
Archives GU : 1re de couverture, p. 24, 35, 128, 129 haut (T. Roch) ; p. 15 (A. Hoernisch) ; p. 1, 3 droite, 6, 8, 44 (J. Rickers) ; p. 2 gauche, 13, 22, 42 (M. Weber) ; p. 10, 17 (N. Olonetzky) ; 20 (M. Jahreiß), 129 bas (E. Geneletti). Jump : p. 30. Zefa : p. 4.

Illustrations : L. Kellner (p. 39, 49, 69, 89) ; D. Seidensticker (p. 18, 19, 27).

Traduit de l'allemand par Sabine Boccador

Dépôt légal : février 2006 – ISBN 2-7114-1794-8
Imprimé en Belgique par la SNEL S.A. en février 2006

Chez le même éditeur, collection *Santé & Bien-Être*

O. Carewitz - D.B. Carewitz, *En finir avec la cigarette*
R. Collier, *Renaître grâce à une cure intestinale*
B. Fervers-Schorre, *Les hormones*
S. Flade, *Allergies*

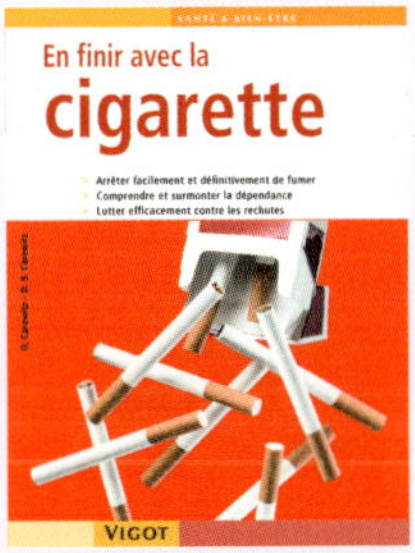

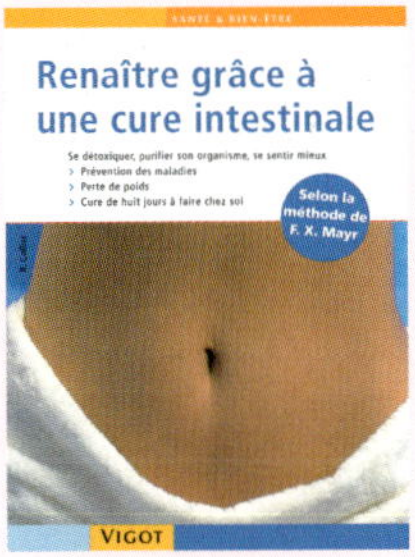

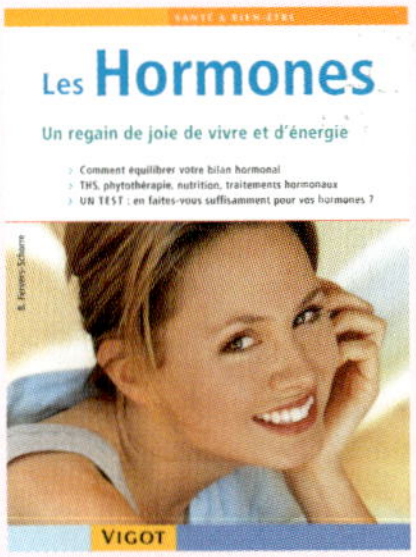

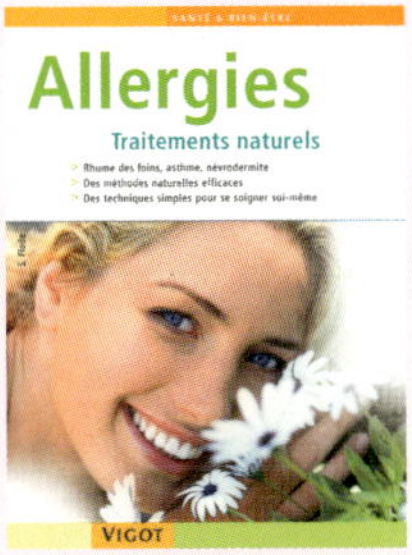

B. Frohn, *Anti-âge*
M. Grillparzer, *Régime Low Carb, pauvre en glucides*
M. Hederer, *Courir pour maigrir*
E. Helle, *Aloe vera*

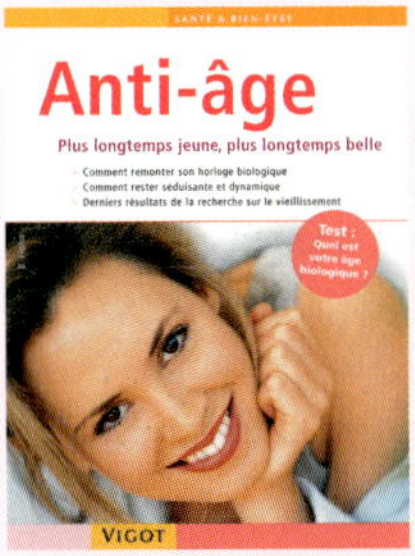

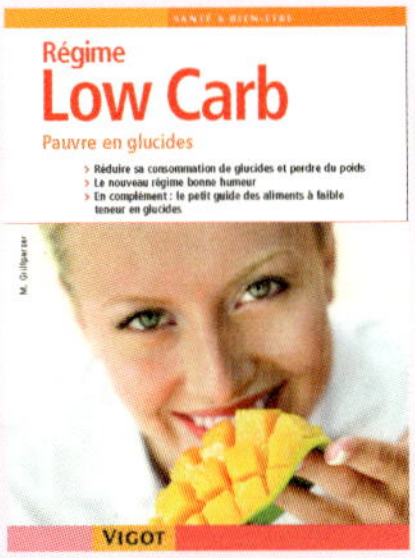

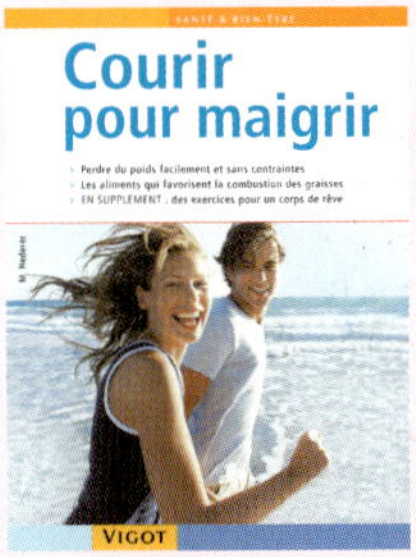

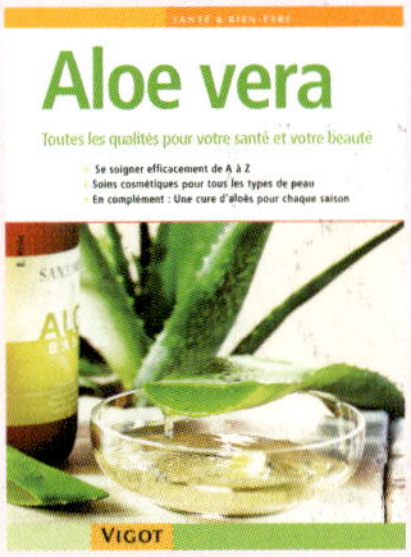

I. Hofmann, *Rester mince après 40 ans*
D. Khun, *Minceur et santé pour votre enfant*
E-M. Kraske, *Équilibre acide-base*
B. Küllenberg, *Les bienfaits du vinaigre de cidre*

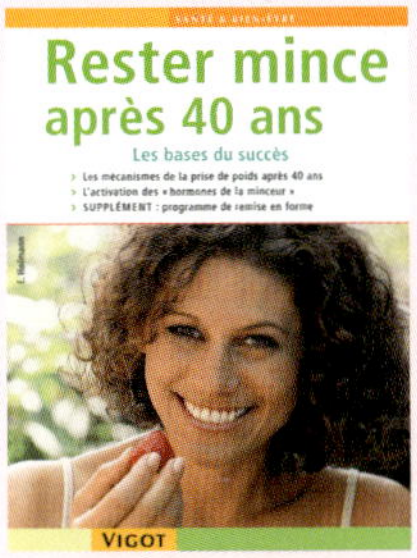

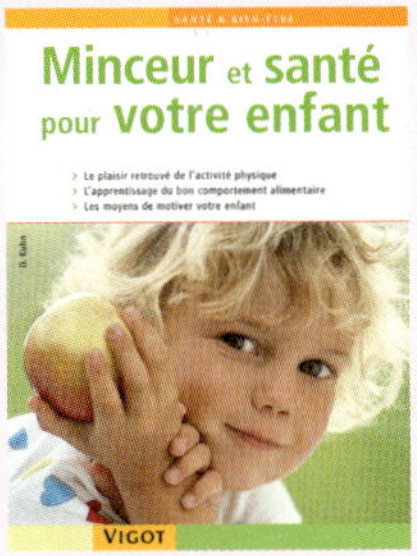

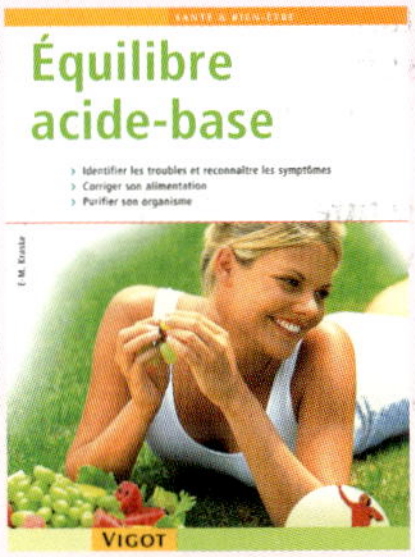

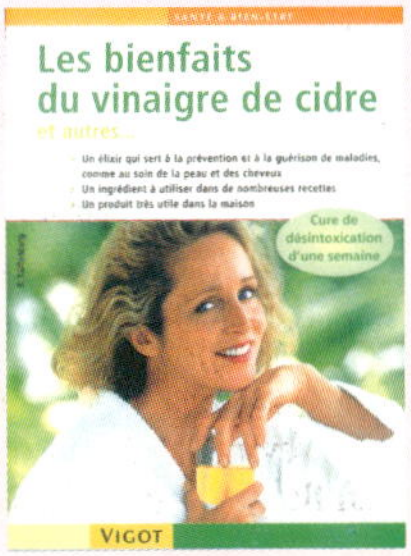

Dr I. Lackinger Karger, *La ménopause*
D. Langen, *Le training autogène*
M. Lesch, G. Forder, *Kinésiologie : réduire le stress et renforcer son énergie*
D. Pfenninghaus, *Se sentir bien pour mieux vivre*

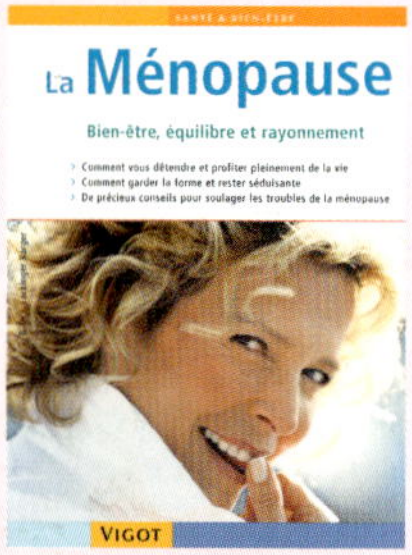

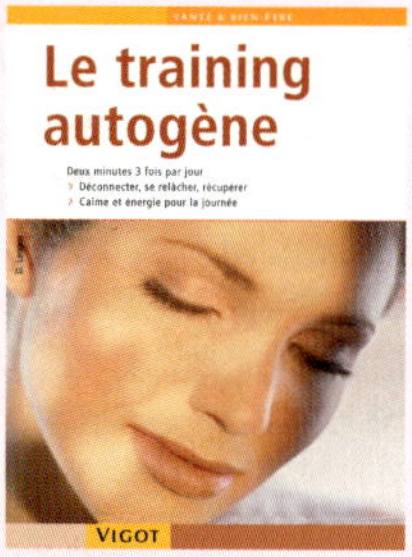

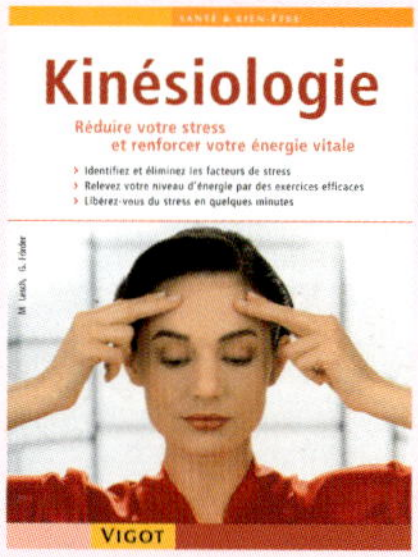

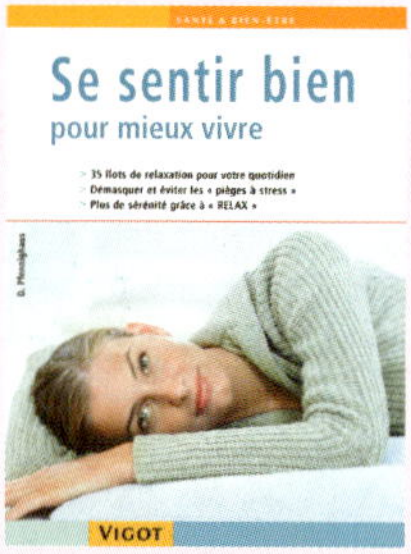

E. Pospisil, *Le régime méditérranéen*
N. S. Sabnis, *Mincir en douceur grâce à l'Ayurveda*
G. Sator, *Feng Shui. Habitat et harmonie*
A. Schwarz, R. Schweppe, *Thé vert*

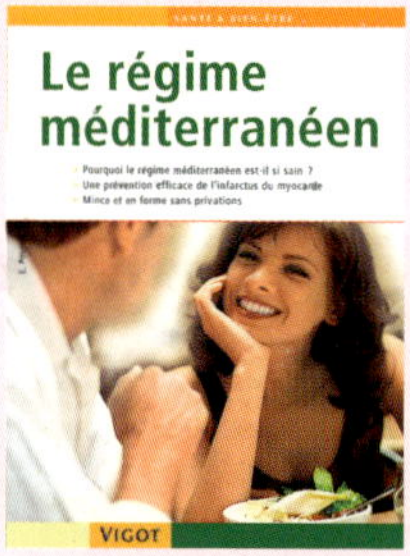

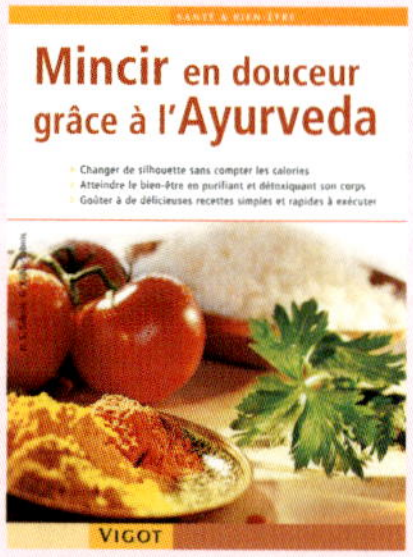

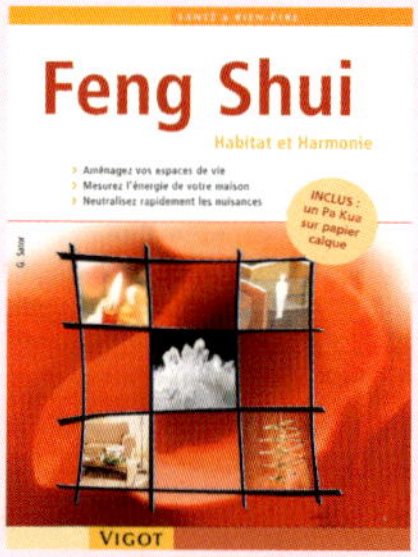

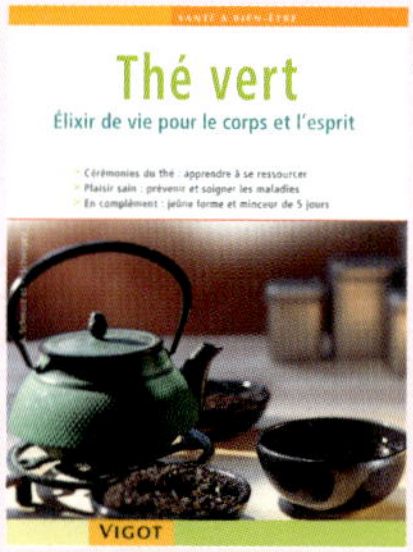

S. Schmidt, *Fleurs de Bach et harmonie intérieure*
K. Schutt, *Massages*
K. Schutt, *Ayurveda*
H.P. Seelig, *Analyses médicales*

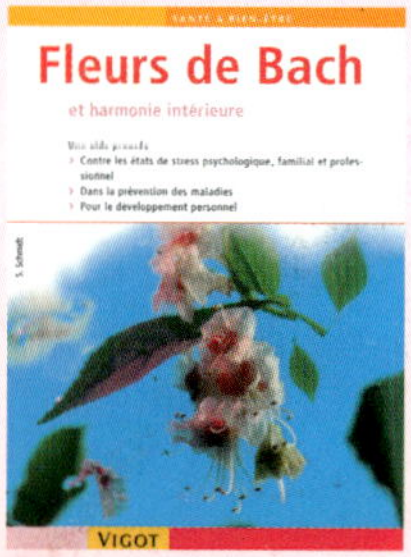

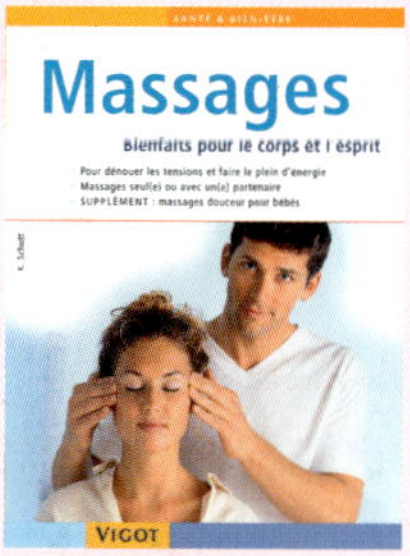

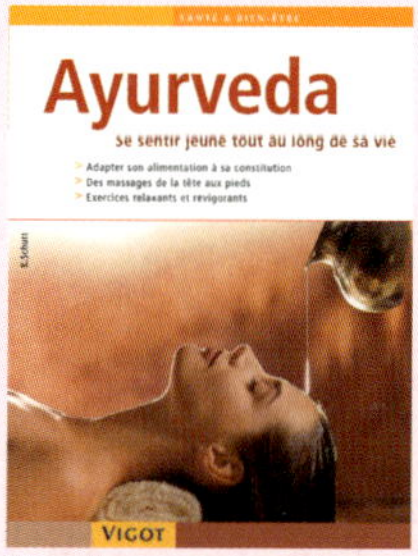

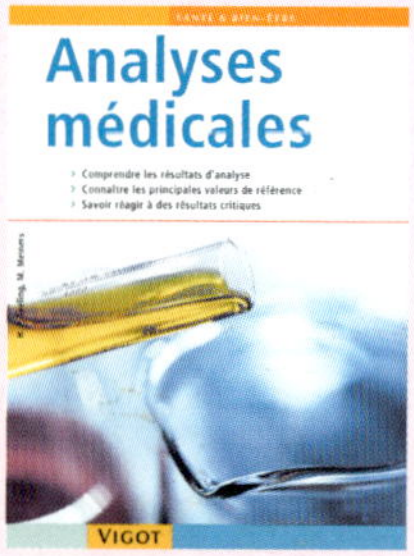

B. Sesterhenn, *Purifier son organisme*
H-M Stellmann, *Médecine naturelle et maladies infantiles*
W. Stumpf, *Homéopathie pour les enfants*
S. Tempelhof, *Fatique chronique, Fibromyalgie*

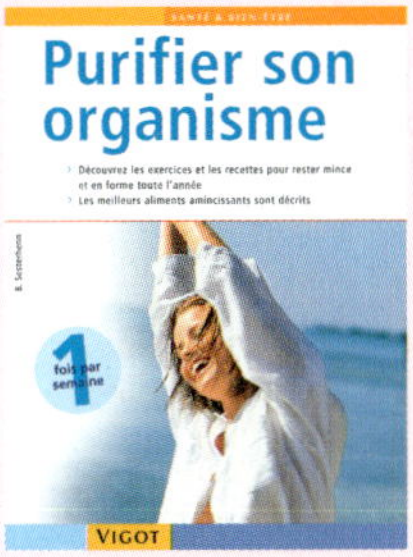

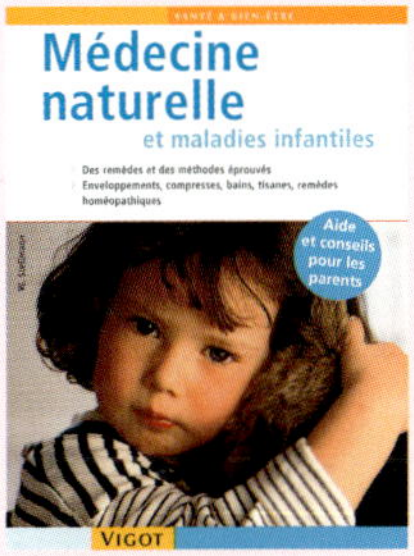

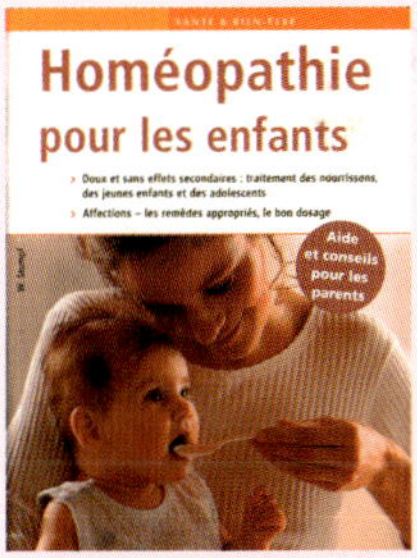

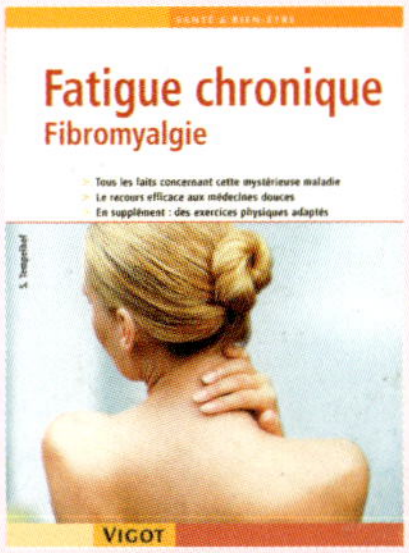

S. Tempelhof, *Ostéopathie*
C. Voormann et G. Dandekar, *Massage pour bébé*
F. Wagner, *L'acupression digitale*
F. Wagner, *Le massage des zones réflexes*

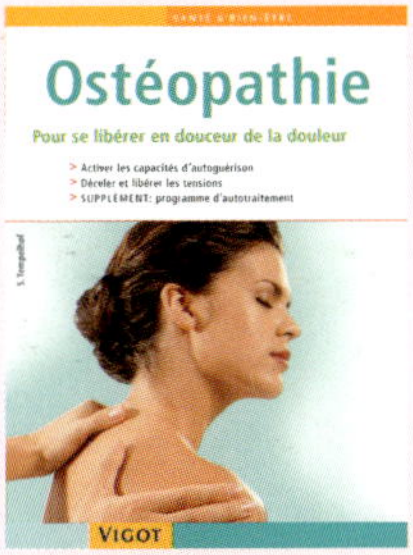

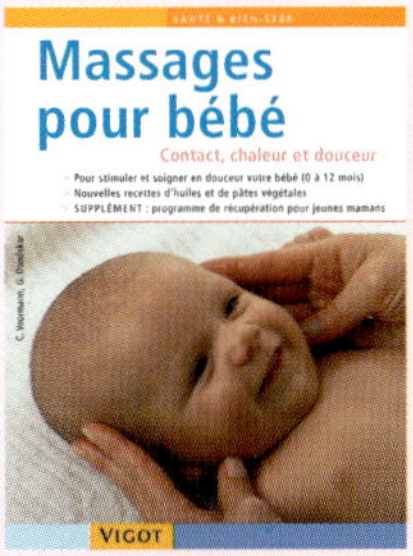

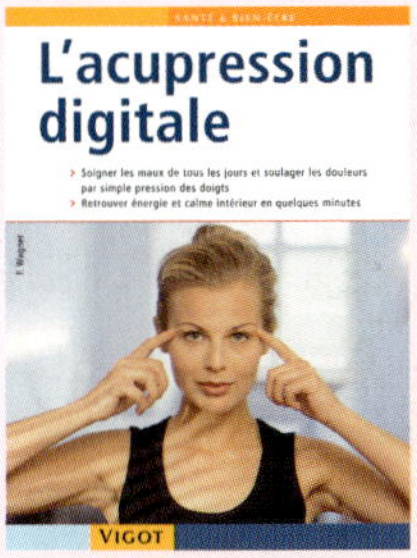

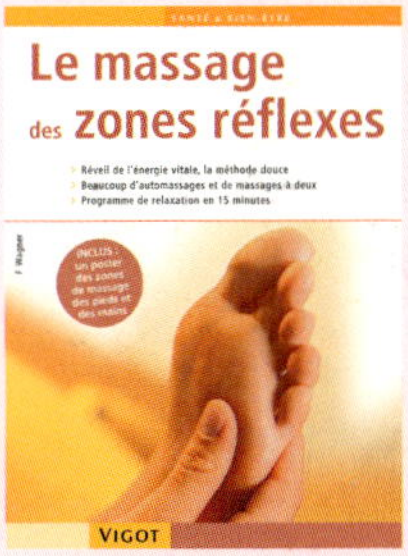

M. Werner, *Les huiles essentielles*
G.T. Werner et M. Nelles, *L'école du dos*
Dr M. Wiesenauer et A. Kerckhoff, *Homéopathie anti-stress*
R. Zauner, *Soigner le dos par des méthodes naturelles*

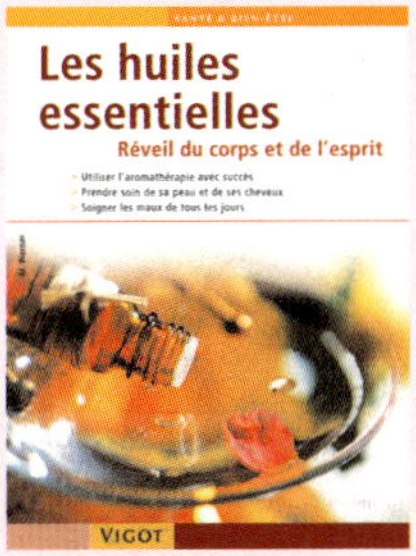

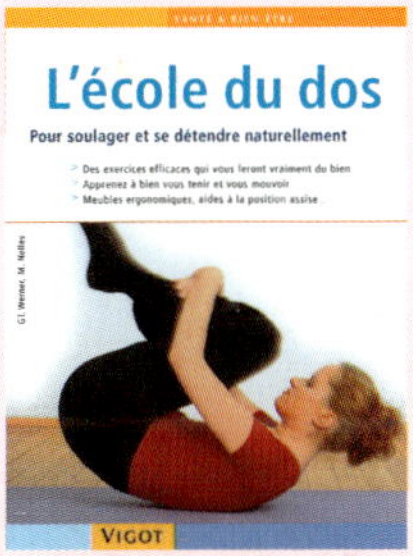

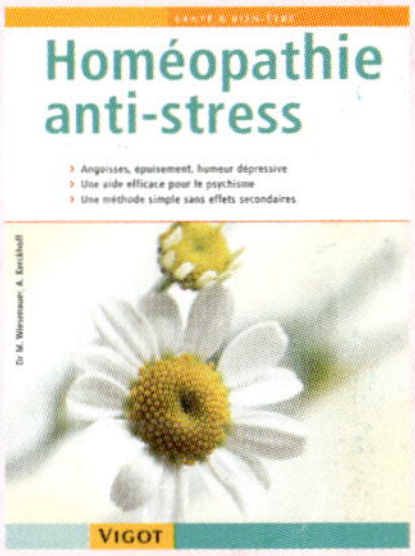

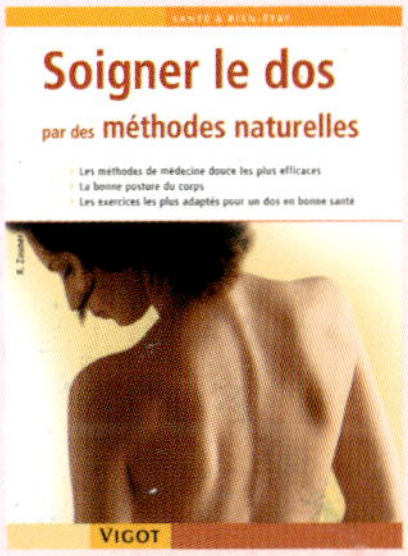

Le point
sur l'essentiel

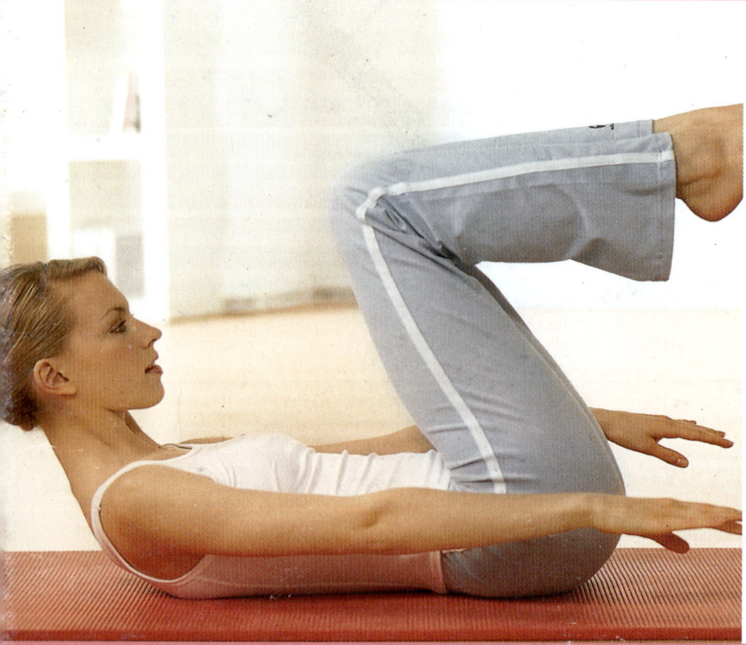

ENTRAÎNEZ-VOUS SANS FORCER

Essayez de vous entraîner à votre juste capacité. Voyez toutes les deux semaines si vous pouvez éventuellement changer de niveau en essayant l'exercice du niveau suivant. Mais soyez prudente ! Stoppez immédiatement l'effort si vous ne parvenez pas à maintenir parfaitement la posture !

L'ÉTIREMENT AFFINE

Un stretching régulier protège des risques de blessure pendant l'entraînement et affine les muscles. En outre, il vous confère beaucoup d'élégance ! Pensez également au quotidien à baisser les épaules, à maintenir la tête droite et à rentrer le ventre...

Une association réussie

Le cardiotraining est aussi important que les exercices musculaires. L'entraînement de l'endurance permet à l'organisme d'accélérer le métabolisme des graisses et de mettre en route la consommation de calories. C'est grâce à l'association de ces deux activités que vous parviendrez à modifier véritablement votre silhouette. Vous verrez comme le résultat est étonnant ! En quelques semaines vous serez déjà satisfait de vos progrès !